食物过敏的奥秘

王彦波　傅玲琳　柴艳兵　主编

U0188788

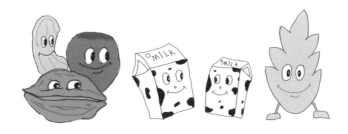

科学普及出版社

·北　京·

图书在版编目（CIP）数据

食物过敏的奥秘 / 王彦波，傅玲琳，柴艳兵主编. —北

京：科学普及出版社，2020.1

ISBN 978-7-110-10027-1

Ⅰ.①食… Ⅱ.①王… ②傅… ③柴… Ⅲ.①食物过

敏—基本知识 Ⅳ.①R593.1

中国版本图书馆 CIP 数据核字（2019）第 238915 号

策划编辑	王晓义	
责任编辑	王　琳　周　玉	
装帧设计	中文天地	
责任校对	张晓莉	
责任印制	徐　飞	

出　　版	科学普及出版社	
发　　行	中国科学技术出版社有限公司发行部	
地　　址	北京市海淀区中关村南大街16号	
邮　　编	100081	
发行电话	010-62173865	
传　　真	010-62179148	
网　　址	http://www.cspbooks.com.cn	

开　　本	710mm×1000mm　1/16	
字　　数	100千字	
印　　张	8.75	
印　　数	1—10000册	
版　　次	2020年1月第1版	
印　　次	2020年1月第1次印刷	
印　　刷	北京瑞禾彩色印刷有限公司	
书　　号	ISBN 978-7-110-10027-1 / R·881	
定　　价	30.00元	

编委会

李 蓉	浙江工商大学
王飞飞	浙江工商大学
刘福奇	浙江工商大学
张 华	浙江工商大学
舒 丹	浙江工商大学
潘黎萍	浙江工商大学
马爱进	北京工商大学
王小艺	北京工商大学
李秀婷	北京工商大学
张 岩	河北省食品检验研究院
周志刚	中国农业科学院
郑 磊	合肥工业大学
孙 勇	北京食品科学研究院
柏雨岑	中国农村技术开发中心
王文月	中国农村技术开发中心
董 华	中国生物技术发展中心
陈 颖	中国检验检疫科学研究院
杨信廷	北京农业信息技术研究中心
周朝生	浙江省海洋水产养殖研究所
高 洁	河北农业大学

钟　凯　　科信食品与营养信息交流中心

吴　頔　　浙江清华长三角研究院

王忠民　　浙江省科学技术协会

杨茹莱　　浙江大学医学院附属儿童医院

丁　雯　　浙江大学医学院附属儿童医院

李振兴　　中国海洋大学

郑　斌　　浙江省海洋开发研究院

相兴伟　　浙江省海洋开发研究院

吴序栎　　深圳大学

李　宏　　北京协和医院

吕　品　　河北医科大学

陈　艳　　国家食品安全风险评估中心

凌建刚　　宁波市农业科学研究院

康孟利　　宁波市农业科学研究院

崔　燕　　宁波市农业科学研究院

倪　辉　　集美大学

姜泽东　　集美大学

陈孝敬　　温州大学

王　锋　　中国农业科学院农产品加工研究所

田文礼　　中国农业科学院蜜蜂研究所

柴艳兵　　石家庄君乐宝乳业有限公司

张耀广　　石家庄君乐宝乳业有限公司

李兴佳　　石家庄君乐宝乳业有限公司

李　宏　　石家庄君乐宝乳业有限公司

王顺余　　浙江李子园食品股份有限公司

何建新　　浙江李子园食品股份有限公司

刘祯祥　　浙江李子园食品股份有限公司

序

《食物过敏的奥秘》即将付梓，可喜可贺。该书是一本围绕食物过敏来讲述食品安全与健康的科普书，在食品安全与健康备受关注的背景下出版，很有意义。

经过改革开放 40 多年的发展，我国与食品相关的行业逐步形成了独立的食品产业体系，成为国民经济的支柱产业，有力地助推了农业农村现代化。在社会主要矛盾发生转化的背景下，作为关系国计民生的民心工程，食品行业进入发展新时代，从食品安全到安全与健康并行，并逐步成为目前全球关注的热点。习近平总书记对食品安全和健康工作做出了系列重要指示，他强调牢固树立以人民为中心的发展理念，切实保障人民群众"舌尖上的安全"，推进健康中国建设。这为食品行业的可持续发展提供了引领和方向，相信在不远的未来，我国将开创食品安全与健康的崭新局面。

早在几千年前，就有人类对食品不良反应的相关记载；16—17世纪，出现关于对鸡蛋和鱼过敏的详细记载。目前，食物过敏已经在世界各地普遍存在，趋于复杂化、广域化的食物过敏及其带来的安全与健康问题已经无法避免，引起了广泛关注，对食物过敏的研究逐渐成为新时代背景下的食品学科的重要研究领域。鉴于此，面对目前信息不对称引发的食物过敏安全问题，科学真相与公众现有认知之间形成的信息真空地带，以及公众对食物过敏引发的安全与健康问题的忧虑和恐慌，持续加强食物过敏相关知识的科学研究与科学普及，具有重要的现实意义。这对促进公众对食物过敏基本认识的形成，营造食品安全与健康保障的氛围，同样具有重要的意义。

在这样的背景下，《食物过敏的奥秘》采用通俗易懂的语言、图文并茂的表现形式为读者呈现了食物过敏的相关知识，独具特色。全书涉及食物过敏的由来与历史、分类识别、致敏机制，以及检测技术、预防控制等内容，文字并不多，配以写意图画，给人一种轻松的阅读体验，由此不难看出作者是下了功夫的。

作为一本科普书，此书将科学性融入了趣味性，对公众更科学地了解和认识食物过敏具有积极的作用，我愿意向大家推荐这本书。借此机会也衷心希望科学普及与科技创新比翼齐飞，全社会形成崇尚科学、尊重知识的良好氛围。

是为序。

中国工程院院士

2019 年 11 月于北京

目 录
CONTENTS

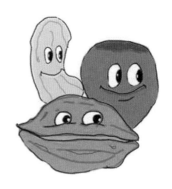

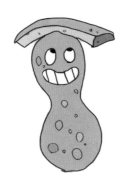

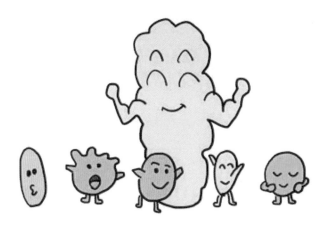

第三章

食物过敏原大侦探

第四章

远离食物过敏之我见

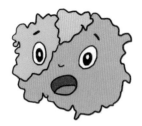

第一章

食物过敏知多少

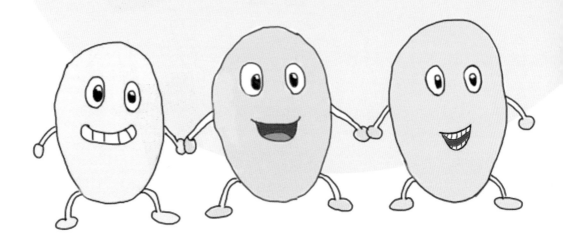

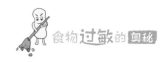
第❶节 食物过敏是什么

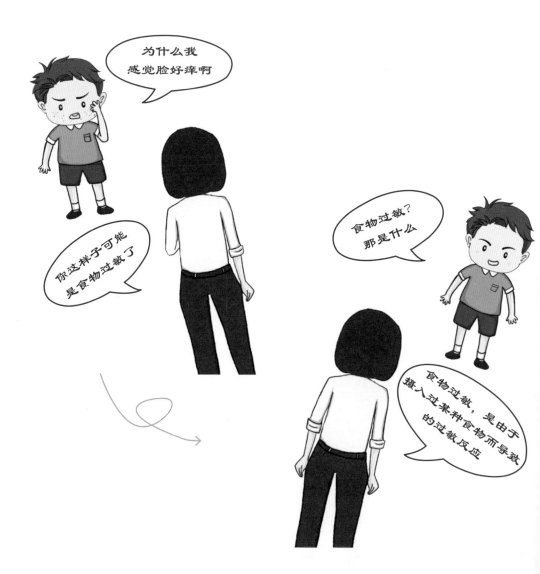

　　食物过敏，也称食物变态反应、消化系统变态反应、过敏性胃肠炎等，是由于摄入某种食物而造成的过敏反应，常见的有呕吐、腹泻以及痛、痒（皮肤会起疱）等症状。食物过敏反应可大可小，轻度食物过敏不必过于担心，会慢慢好转，可出现轻微腹泻；而严重的食物过敏可能会引起喉头水肿而造成窒息、急性哮喘发作、过敏性休克等症状，如果不及时进行有效的抢救，就有可能引发死亡。例如，在某些剧情中我们看到的花生导致的窒息，就需要引起足够的重视。

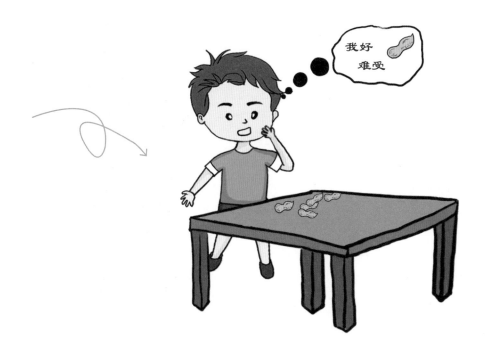

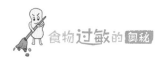

第2节 食物过敏的由来

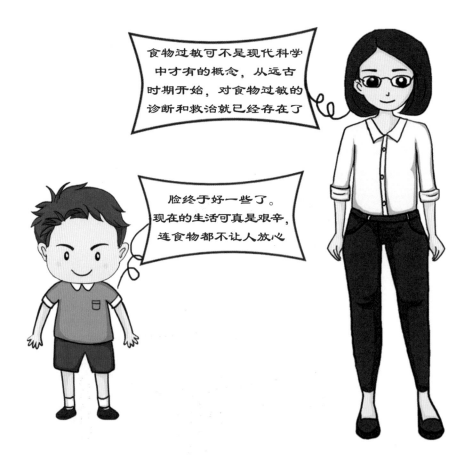

食物过敏可不是现代科学中才有的概念，从远古时期开始，对食物过敏的诊断和救治就已经存在了

脸终于好一些了。现在的生活可真是艰辛，连食物都不让人放心

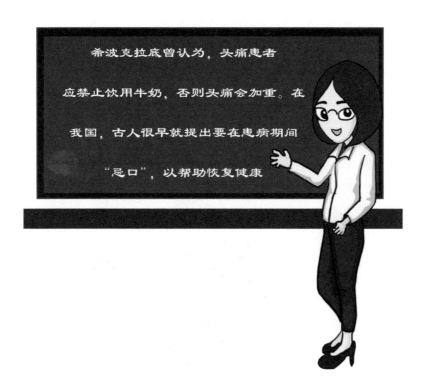

希波克拉底曾认为，头痛患者应禁止饮用牛奶，否则头痛会加重。在我国，古人很早就提出要在患病期间"忌口"，以帮助恢复健康

　　根据记载，"过敏"一词最早出现在 1906 年。在此之前，食物过敏相关的现象存在吗？

　　相传中国古代传说中就有神农氏极力劝阻孕妇食用鱼、虾、鸡肉等以避免皮肤溃烂的故事。不仅在中国，在古埃及、古巴比伦的历史资料中同样记录了部分摄入食物引起的表现，包括哮喘、溃疡等，今天看来应该是食物过敏了。

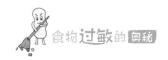

　　古代劳动人民在反复摸索中得到了一些饮食经验，包括避免食用特定食物以免引发不良反应。概括地说，饮食建议是古代许多医学哲学中的核心部分，如中医以及西方希波克拉底❶、盖伦❷ 提出的"体液说"。饮食疗法在中国古代医学中也较为常见。

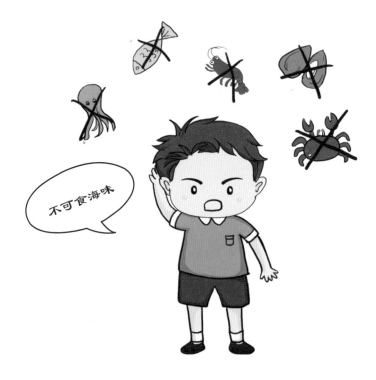

❶ 希波克拉底（约公元前460—前370年），是古希腊伯里克利时代的医师，被西方尊为"医学之父"，西方医学奠基人。

❷ 克劳迪亚斯·盖伦（公元129—199年），是古罗马时期最有影响力的医学大师。他被认为是仅次于希波克拉底的第二个医学权威。

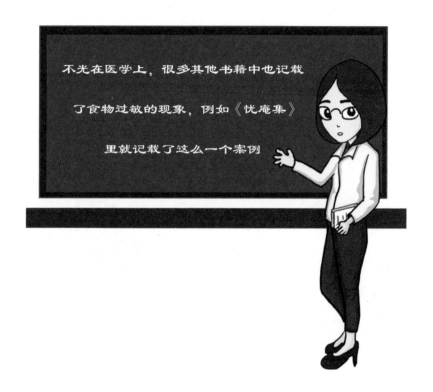

不光在医学上，很多其他书籍中也记载了食物过敏的现象，例如《忧庵集》里就记载了这么一个案例

　　人们常说"哮喘应忌海味，皮肤病应忌酒"。对过敏体质的人群来说，海鲜富含异源蛋白质（异源蛋白质为一类不是人体自身的、外来摄入的蛋白质）和组胺。异源蛋白质会直接或间接地激活免疫细胞，引起不良反应。少数人因天生缺少分解组胺的酶，也会引发哮喘等过敏症状。这些可以引起过敏的物质一般称为"过敏原"。由此可见，对于某些人来说，食物可能是魔鬼。

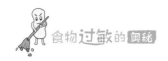

食物**过敏**的**奥秘**

第3节 食物过敏原

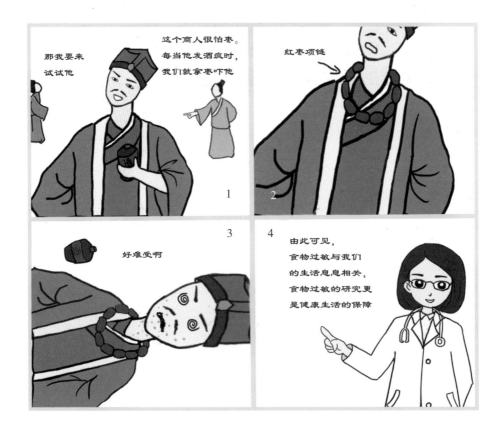

　　食品过敏原是指普通食品中正常存在的天然蛋白或某些人工添加物质，能够引起机体免疫系统异常反应的成分。一般来说，食品过敏原主要为相对分子质量为 10—70 千道尔顿的蛋白质，可分为主要过敏原与次要过敏原。这些过敏原被过敏体质人群食入体内后就能够诱发相应的过敏反应。

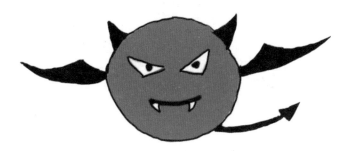

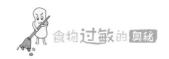

食品过敏原可引起不同类型的临床症状，常见的包括呼吸系统、消化系统、中枢神经系统以及皮肤、肌肉和骨骼等的不良反应，有时还会产生过敏性休克，甚至危及生命。现在有 160 多种食品含有可能导致过敏反应的过敏原。常见的过敏食物有八大类。

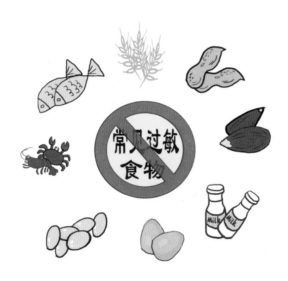

注释：相对分子质量用来表示蛋白质分子的大小，常用的单位叫作"道尔顿"，分子大的蛋白质相对分子质量通常使用千道尔顿。

第4节　过敏食物的分类

　　过敏食物包括很多，常见的过敏食物一般被分为八大类，其中包括含有麸质的谷物及其制品、甲壳类动物及其制品、鱼类及其制品、蛋类及其制品、花生及其制品、大豆及其制品、乳及乳制品以及坚果及其果仁类制品。

含有麸质的谷物及其制品

　　小麦是人类最常见的主食之一。意大利的面食受到世界范围的喜爱。在我国北方，以小麦为原料的面食更是受到人们的喜爱；人们熟知小麦能提供大量的能量，却少有人知道小麦也可引发食物过敏反应。研究发现，小麦引起的过敏主要是因为小麦中含有的蛋白质，其中包括醇溶蛋白质、脂转移蛋白质、淀粉酶抑制剂等多种蛋白质。

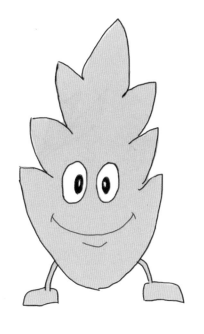

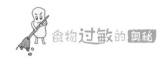
甲壳类动物及其制品

近年来，中国的水产养殖业蓬勃发展。1980年，中国水产养殖业产量仅1316千吨，占亚洲的37%，占世界的28%。2013年，中国水产养殖总量达到了43549千吨，占亚洲的70%，占世界的62%。但是，随着水产养殖和水产品消费的发展，水产品过敏引起的食品安全问题也开始凸显，其中甲壳类动物，如对虾、螃蟹和贝类等引发的过敏事件屡见不鲜。

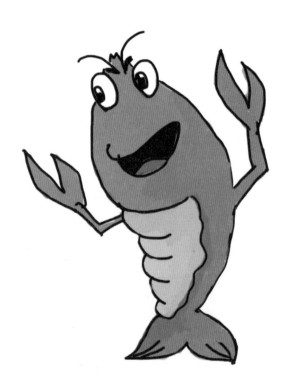

鱼类及其制品

古人云：鱼羊则为鲜。又云：治大国若烹小鲜。由此可见，早在古时鱼就作为一种极鲜之物被人类食用。清蒸鱼、酸菜鱼、糖醋鱼等用其无可比拟的魅力占据了中国家庭厨房的一席之地。在中国，每年消耗的鱼类总量难以计算，不论是淡水鱼还是海水鱼，引发的过敏案例也逐渐增多。

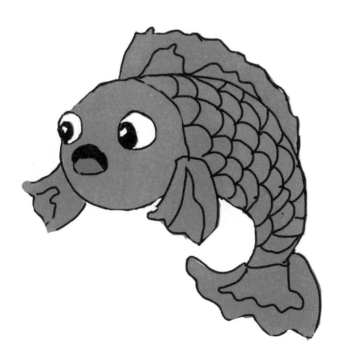

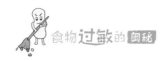
蛋类及其制品

　　鸡蛋蛋白质的氨基酸比例很适合人体生理需要，易为机体吸收，利用率不低于98%，营养价值很高，是人类常食用的食物之一。一个鸡蛋所含的热量，相当于半个苹果或半杯牛奶的热量，但是它还拥有8%的磷、4%的锌、4%的铁、12.6%的蛋白质等，这些都是人体必不可少的。鸡蛋是儿童食物过敏反应最常见的原因之一，在过敏原比例中为35%，而成人鸡蛋过敏也可到12%。

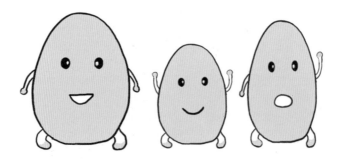

花生及其制品

　　花生由于独特的口感和风味，一直以来被当作闲暇时光的解馋小食。但我们可曾知道花生居于过敏原的前列。花生过敏的主要人群是儿童，通常会产生严重的过敏反应。由于花生过敏反应的严重性及高发性，该过敏原已经引起了医疗机构的关注。

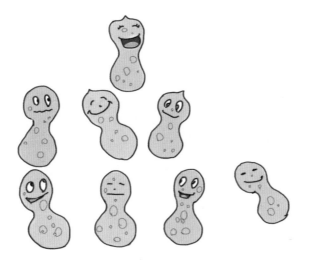

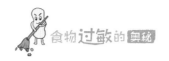
大豆及其制品

中国是大豆的故乡，大豆在中国已有 4000 年以上的种植历史了。我国是当之无愧的大豆生产大国，年产大豆 1000 万吨左右，基本可满足国内消费需求。在 1995 年以前，我国还是大豆净出口国，大豆出口量占世界市场份额的 90%。一些对豆制品颇有嗜好的国家，如日本、韩国，每年都会从我国进口一些大豆。现如今，我国加大了大豆的进口比重，仍是大豆消费大国。大豆及豆制品，包括酱油、大豆酱、豆腐等，都可引起过敏。

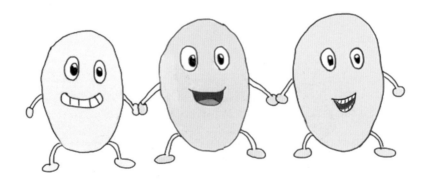

乳及乳制品

　　乳制品，指的是使用牛乳或羊乳及其加工制品为主要原料，不加入或加入适量的维生素、矿物质和其他辅料加工制作的产品。乳制品中含有丰富的蛋白质，因此很容易成为过敏原。特别是牛乳，2 岁以下的儿童牛乳过敏高发，但 50%—90% 的牛乳过敏儿童在 6 岁前转为正常。

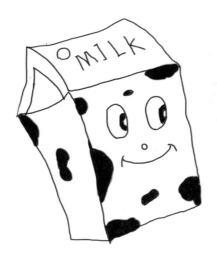
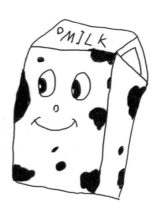

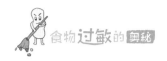
坚果及其果仁类制品

坚果是植物的精华部分，包括杏仁、核桃、腰果、榛子、松子、栗子等，营养丰富，蛋白质、油脂、矿物质、维生素等含量较高，对人体生长发育、增强体质、预防疾病等有极好的功效。中医认为，栗有补肾健脾、强身健体、益胃平肝等功效，被称为"肾之果"。坚果过敏在欧美地区人群中的出现概率比较高，在中国也有些人因过敏而无法食用坚果。

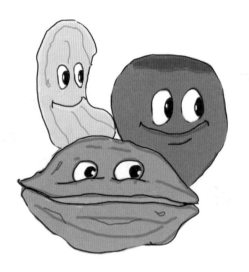

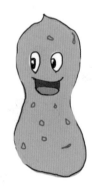

第5节　认识过敏原

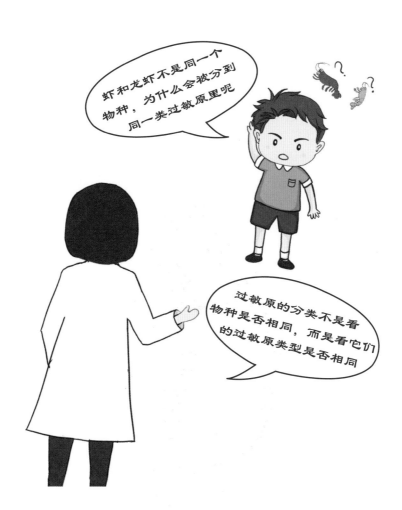

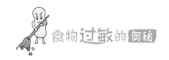

谷类——谷蛋白

谷蛋白是含于谷类中的一类蛋白质的总称，不溶于水、中性盐溶液和乙醇，而溶于稀酸或稀碱。目前，还未能获得均一性的谷蛋白，也未能使之结晶化。谷蛋白与水的混合物是制造面筋的基础，代表性的例子是小麦面筋中的麦谷蛋白。

例如：小麦——麦胶蛋白

黑麦——黑麦碱

大麦——大麦醇溶谷蛋白

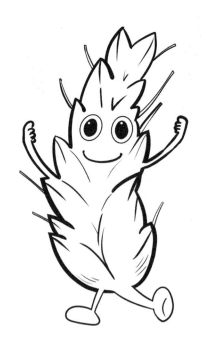

甲壳类——原肌球蛋白和精氨酸激酶

原肌球蛋白和精氨酸激酶是甲壳类动物中的主要过敏原。原肌球蛋白的相对分子质量约为36千道尔顿，精氨酸激酶约为40千道尔顿，特性为耐热耐加工，并且存在免疫交叉反应。

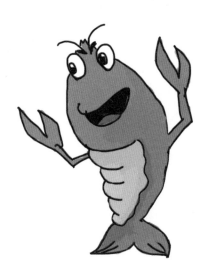

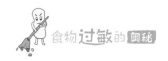
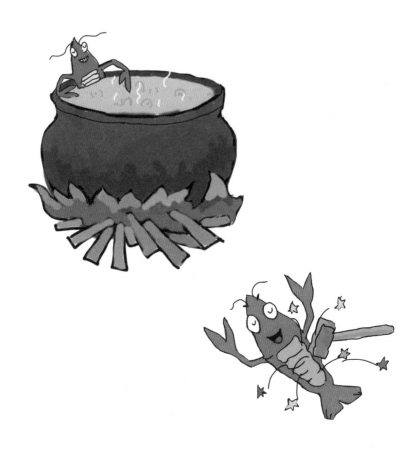

免疫交叉：通常情况下，人在第二次接触对应的过敏原时才会出现红肿、哮喘等过敏反应。但是，每种过敏原并不是只有一种抗原，当两种过敏原有着一种（或一种以上）相同抗原时，人即使是第一次接触这种过敏原，也可能因为之前接触过另一种过敏原而出现过敏的症状。这种现象称为免疫交叉。

鱼类——小清蛋白

　　鱼类小清蛋白本身是一种维持细胞内钙离子交换的蛋白质，但对于人的机体来说也是主要过敏原之一。小清蛋白一般有 α 和 β 两个不同的亚基，其相对分子质量为 12—14 千道尔顿，等电点偏酸性，pH 值为 3.9—5.5。特性为高水溶性、耐热和耐酶解。在对鱼类过敏的人中，超过 95% 的人是因小清蛋白过敏。

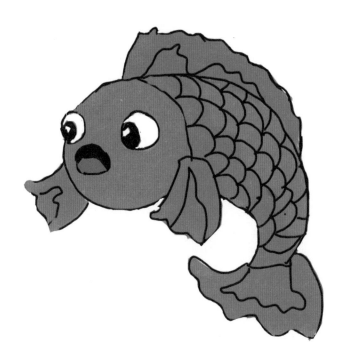

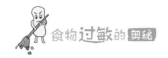

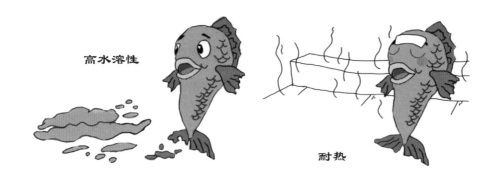

高水溶性

耐热

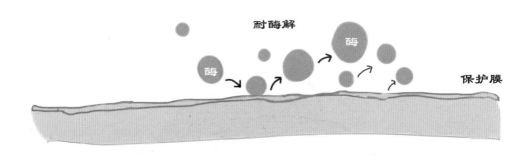

耐酶解

酶

酶

保护膜

注释：等电点是指蛋白质在溶液中不带电时，溶液的 pH 值。此时，蛋白质的溶解度最低。

亚基是构成蛋白质空间结构的一部分。多个亚基立体排布才能构成蛋白质的空间结构。

蛋类——卵类黏蛋白

鸡蛋中的过敏原主要存在于蛋清中，这也是为什么人们常先喂婴儿蛋黄而非蛋清的原因。蛋清中含有 4 种蛋白成分，被认为是鸡蛋的主要致敏原。这 4 种蛋白分别是卵类黏蛋白、卵白蛋白、卵转铁蛋白和溶菌酶，其中卵类黏蛋白的致敏性最强。

卵类黏蛋白约占蛋清蛋白总量的 11%，由 186 个氨基酸组成，相对分子质量为 28 千道尔顿。卵类黏蛋白中包含了 20%—25% 的糖基组分。这些糖基成分使其在胰蛋白酶的降解和热处理中表现出相当稳定的特性。

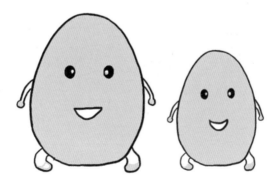

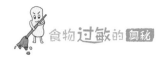

花生——Arahl 1—8

目前，发现 8 种蛋白成分能与花生特异性 IgE 结合，分别是 Arahl 1、Arahl 2、Arahl 3、Arahl 4、Arahl 5、Arahl 6、Arahl 7 和 Arahl 8。这 8 种蛋白的分子量为 10—70 千道尔顿，且耐加工。

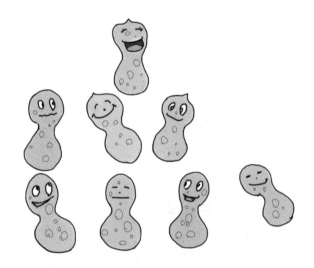

在花生的 8 种蛋白中，Arahl 1、Arahl 2 和 Arahl 3 是主要的过敏蛋白，它们的相对分子质量分别是 63 千道尔顿、17—20 千道尔顿和 14—45 千道尔顿。这 3 种蛋白对敏感人群的阳性率不同，90% 以上的花生过敏患者对 Arahl 1 和（或）Arahl 2 过敏，而 Arahl 3 仅有 45% 的阳性率。不同的食物处理方式对花生过敏原有不同影响。据报道，烘烤反而会提高 Arah 1 的含量，且使 IgE 抗体结合表位更易与抗体结合。

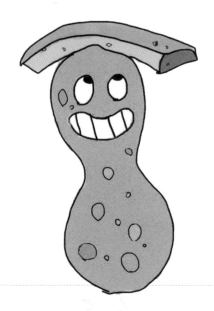

注释：IgE 是正常人血清中含量最少的免疫球蛋白，主要引起食物过敏的Ⅰ型超敏反应，能够与肥大细胞和嗜碱性粒细胞结合，进而使这两类细胞发生脱颗粒反应，释放引起过敏反应的介质，如组胺、白三烯等。

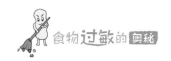
大豆——Gly m Bd 28K、Gly m Bd 30K、Gly m Bd 60K

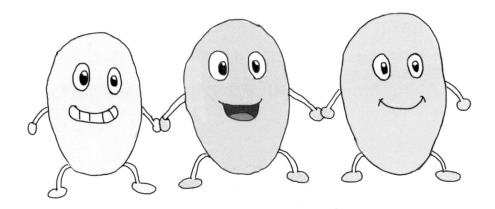

大豆中的过敏原多达 38 种。根据蛋白质的保守结构和过敏活性等特点，可将大豆中引起过敏的蛋白划分为 5 大类。但根据它们含量的多少以及致敏能力的大小，一般认为 Gly m Bd 28K、Gly m Bd 30K 和 Gly m Bd 60K 是最主要的过敏原。

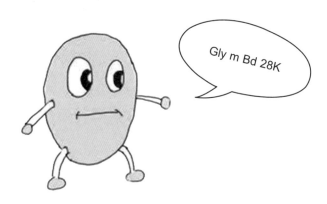

Gly m Bd 28K 是一种天冬胺糖蛋白，多以寡聚体的形式存在，有 220 个氨基酸残基。

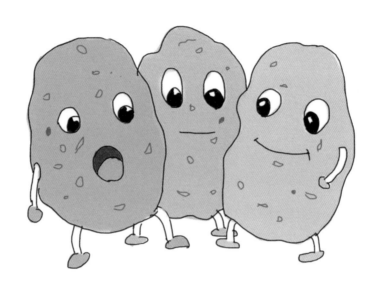

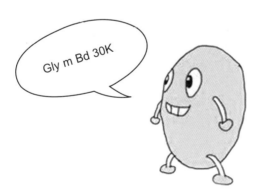

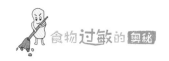
Gly m Bd 30K 是一种低丰度蛋白质，为不溶于水的糖蛋白，由257 个氨基酸残基组成。Gly m Bd 30K 常以二硫键连接其他大豆蛋白，有超过 10 个特异性抗原表位。

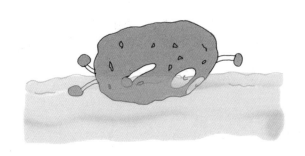

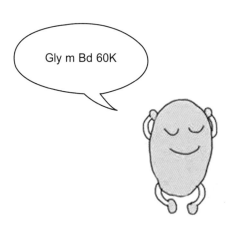

Gly m Bd 60K

Gly m Bd 60K 是 β- 伴大豆球蛋白的一个亚基，也是糖蛋白。它的 IgE 特异性结合表位位于 N 末端 232—383 的残基处。也就是说，这个片段区域是与过敏反应发生的 IgE 抗体相互作用的位置。

乳制品——酪蛋白、乳清蛋白

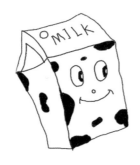
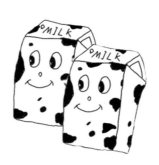

　　酪蛋白是牛奶中的主要蛋白质，是对人体非常重要的营养成分，但也是牛奶中重要的过敏原。牛奶总蛋白中酪蛋白占 80%。$\alpha s1-$ 酪蛋白是一种钙敏感蛋白，由 199 个氨基酸残基组成，含有抗体结合表位 15 个。$\beta-$ 酪蛋白由 209 个氨基酸残基组成，含有抗体结合表位 18 个。$\beta-$ 酪蛋白很容易在较低温度下从蛋白质胶束中释放出来。$\kappa-$ 酪蛋白是牛奶中唯一含糖基却对凝乳酶敏感的蛋白，对钙不敏感，由 169 个氨基酸残基组成，含有抗体结合表位 12 个。在凝乳酶的作用下 $\kappa-$ 酪蛋白易发生水解。

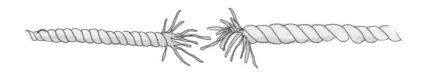

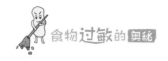
乳清蛋白占牛奶总蛋白的 20%，α- 乳白蛋白和 β- 乳球蛋白是其中主要的过敏原。

α- 乳白蛋白是溶菌酶家族成员，相对分子质量为 14.2 千道尔顿。它不耐高温。高温能够使其致敏性有较大程度的减弱，但依然可以诱发严重的过敏反应。

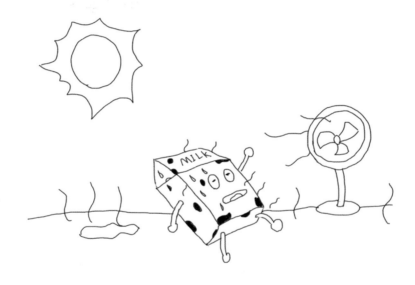

β- 乳球蛋白是乳清蛋白中含量较高的一种蛋白成分，占乳清蛋白的 50%。研究发现，人奶中无此蛋白，故认为这是牛奶中具有特异性的主要过敏蛋白。相对分子质量为 18 千道尔顿，含有抗体结合表位 15 个，具有良好的耐热性和良好的乳化特性。

坚果类

坚果中有着与花生蛋白结构非常相似的过敏原。例如，胡桃中的 Jugr 4，榛子中的 Cora 9 和腰果中的 Anao 2。坚果豆球蛋白过敏原如 Anao 2、Cora 9 和 Jugr 4 与花生的过敏原具有相似的结构。两者都包含有桶状结构域，比例为 25%—50%，因此可存在交叉反应。

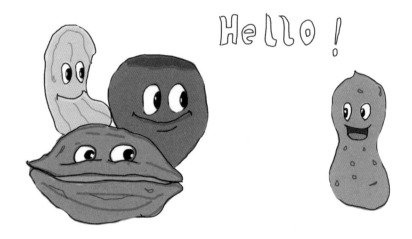

相似的结构具有相似的性质，我们不难猜测两者之间的异同。研究表明，榛子中的 Cora 9 与花生过敏原 Arah 3 有 49% 的相似度，即同源性。Cora 9 部分表位可被 38% 的花生过敏患者所识别。现经酶联免疫吸附测定（ELISA）抑制实验证实，花生中的过敏原 Arah 2 是引起花生与榛子、杏仁等出现交叉反应的主要过敏原。因此，花生过敏患者应尽量避免摄入坚果类食物，坚果过敏者也要注意食品中是否含有与花生过敏原相似的成分。

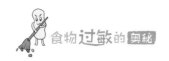
第B节 过敏原怎样被识别

  过敏原的种类如此繁多，那我们的机体是如何去分辨它们的呢？过敏原蛋白是食物过敏反应的主要诱因，而过敏原表位是过敏反应的物质基础。过敏原表位就像人的身份证，找到它就可以确定过敏原的身份了。过敏原表位的大小·与相应抗体的过敏原结合部位相适合，在食物过敏原中有与 IgE 结合的表位，也有与 IgG 结合的表位，如牛奶中的 $\alpha s1$ 酪蛋白含有 9 个 IgE 表位和 6 个 IgG 表位。

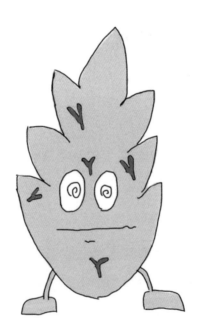

食物过敏原表位研究的重要性

抗原❶能启动机体免疫应答。实际上，抗原并非通过整个分子来发挥作用，而是通过分子上的一些片段即抗原表位来识别及相互作用。抗原表位，又称抗原决定簇或抗原决定基，指抗原分子中决定抗原特异性的片段。抗原通过抗原表位与相应的淋巴细胞表面的抗原受体结合，从而激活淋巴细胞，引起免疫应答；抗原也借表位与相应抗体或致敏淋巴细胞发生特异性结合而发挥免疫效应。抗原表位的性质、数目和空间构型决定抗原的特异性。

一个抗原分子含有多种表位，包括能引发保护性免疫反应的表位，也含有一些对保护性反应不利的表位，如抑制性和毒性表位。研究抗原表位的种类和性质有利于进一步理解和深化抗原与机体相互作用、识别及发挥免疫效应的基础理论。食物过敏原表位的研究对预测其致敏性、预测食物过敏的交叉反应、诊断、免疫治疗以及食物过敏原的检测等方面有着不可或缺的作用。

---

❶ 过敏原是抗原的一种，另外抗原还包括细菌、病毒、毒素、肿瘤抗原等。

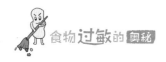

表 1 列举了现阶段已发现的一些主要食物过敏原表位数量。

表 1　主要食物过敏原表位数量

过敏原	IgE 表位（数量）	IgG 表位（数量）
谷蛋白	5	/
原肌球蛋白	3	/
小清蛋白	3	3
卵类黏蛋白	9	8
花生 Arah 2	10	/
大豆 Gly m Bd 28K	4	/
大豆 Gly m Bd 30K	4	/
大豆 Gly m Bd 60K	1	/
αa1- 酪蛋白	10	6
β- 酪蛋白	9	9
κ- 酪蛋白	8	2
α- 乳白蛋白	4	3
β- 乳球蛋白	9	6
胡桃 Jugr 4	23	/
腰果 Anao 2	6	/
榛子 Corh 1	2	/
榛子 Cora 9	3	/

第二章

食物过敏大观园

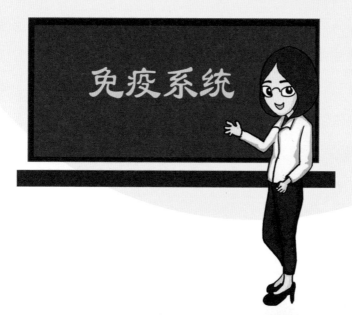

免疫系统

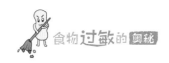
第1节 我们的免疫系统

人体免疫系统

特异性免疫

非特异性免疫

物理性屏障（如肠道或呼吸道黏膜上皮）
结构性屏障（呼吸
道黏膜）

后天感染

化学性屏障（如胃酸、
黏多糖、酶类）

人工预防接种

先天免疫细胞（如淋巴
细胞、巨噬细胞）

免疫细胞（白细胞）

免疫系统是机体执行免疫功能的器官、组织、细胞和分子的总称。

1. 免疫器官：胸腺、脾脏、淋巴结、扁桃体、法氏囊或囊类同器官。

2. 免疫组织：无被膜的淋巴组织。

3. 免疫细胞：T/B 淋巴细胞、单核细胞、中性粒细胞、嗜碱性粒细胞、嗜酸性粒细胞、肥大细胞、巨噬细胞。

4. 免疫分子：免疫球蛋白（IgG）、补体、细胞因子、特异性和非特异性辅助因子、抑制因子等参加机体免疫应答的物质。

我们的免疫系统如何进行防御呢？

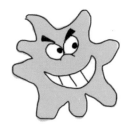
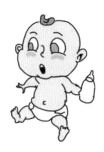

第一道防线——屏障功能

物理性和化学性屏障：皮肤、黏膜、胃酸、皮肤分泌物等。

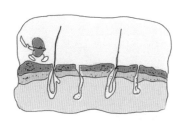
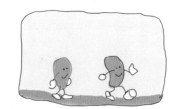
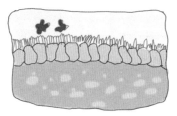

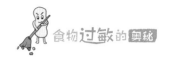

（1）皮肤和黏膜具有阻挡作用。

（2）泪液、唾液中的溶菌酶以及胃液中的胃酸能杀死细菌。

（3）皮肤分泌物具有杀菌作用。

（4）呼吸道黏膜上的纤毛摆动，清除异物和细菌。

第二道防线——先天性免疫

先天性免疫是在生物的进化过程中机体产生的抵抗病原及其有害产物的重要防御功能，是先天就有的，无特异性。先天性免疫是机体对抗已经通过屏障入侵的病原体的第一道防线，通过黏膜层及血液循环中的先天免疫细胞和细胞因子等发挥作用。

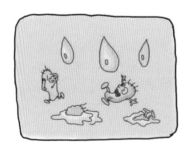 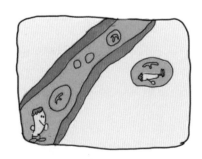

第三道防线——适应性免疫

适应性免疫又称获得性或特异性免疫，是由抗原刺激后产生的特异性免疫应答。免疫系统识别非自身组分，能记忆再次遇到的同一抗原的信息并能做出快速反应。适应性免疫包括体液免疫和细胞免疫。

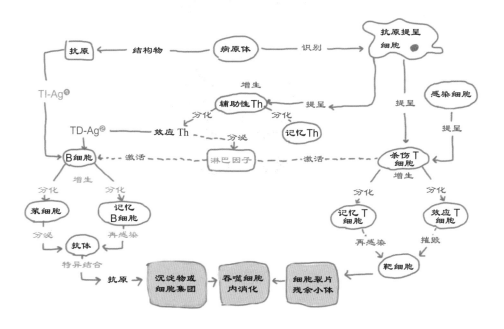

❶TI-Ag（thymus independent antigen，非胸腺依赖性抗原），不需 T 细胞辅助即可刺激机体产生抗体。

❷TD-Ag（thymus dependent antigen，胸腺依赖性抗原），刺激 B 细胞产生抗体时需要 T 细胞的辅助。

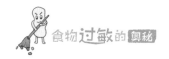
过敏原如何启动食物过敏反应?

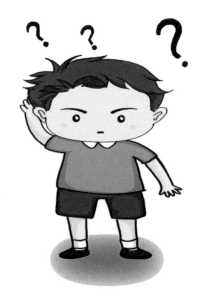

食物过敏原引起的超敏反应

根据反应发生的机理不同,食物过敏主要可分为 IgE(免疫球蛋白 E)介导和非 IgE 介导两种类型。

IgE 介导类型是指食物过敏原进入易感者体内诱导产生免疫球蛋白 E(IgE)介导的速发反应过敏。致敏化的 IgE 和过敏原会与肥大细胞和嗜碱性粒细胞表面交联,使肥大细胞和嗜碱性粒细胞释放组胺、白三烯等生物活性介质,从而产生过敏症状。该类反应发生急,遇到过敏原后数分钟至数小时便出现症状。

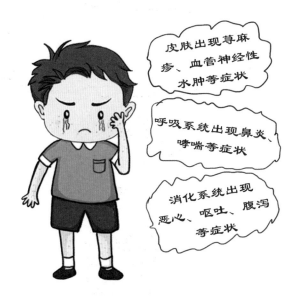

皮肤出现荨麻疹、血管神经性水肿等症状

呼吸系统出现鼻炎、哮喘等症状

消化系统出现恶心、呕吐、腹泻等症状

消化道紊乱现象

非 IgE 介导，即 IgM、IgG 或几种抗体联合介导，详细机制未明。该类反应发生缓慢，遇到过敏原后 48—72 小时才出现不典型的症状，主要引起一系列的消化道紊乱现象。

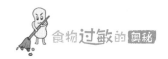
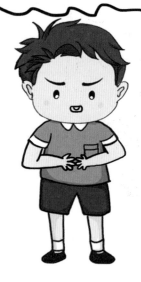

注：食物过敏的致敏机制主要就是这样，那我们人体是如何进行保护的呢?

第❷节 来自肠道黏膜的保护

　　肠道是有常驻菌的环境。正常生理状况下，细菌和毒素并不会对机体产生危害，这与机体各系统之间的相互协调和肠道特有的屏障功能有关。肠道黏膜屏障是防止肠道内有害物质和病原体进入机体内环境，并维持机体内环境稳定的一道重要屏障。

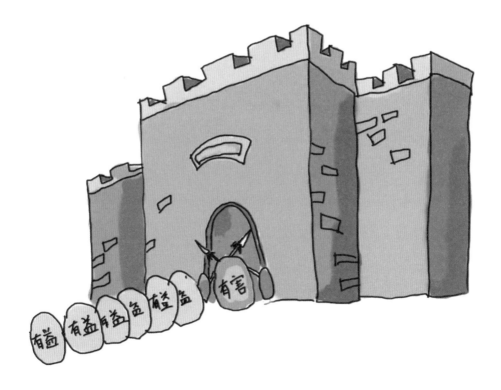

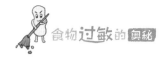
肠道屏障主要包括如下几种。

1. 机械屏障：由肠道黏膜上皮细胞、细胞间紧密连接构成，还包括肠道的运动功能。

2. 化学屏障：由胃酸、胆汁、各种消化酶、溶菌酶、黏多糖、糖蛋白和糖脂等化学物质构成。

3. 生物屏障：肠道内常驻菌群（99% 为专性厌氧菌）形成一个相互依赖又相互作用的微生态系统，此微生态系统的平衡即构成肠道的生物屏障。

4. 免疫屏障：包括肠相关淋巴组织（GALT）和弥散免疫细胞。

本小节我们重点介绍免疫屏障的保护。

免疫屏障

免疫屏障包括肠相关淋巴组织（GALT）和弥散免疫细胞。肠相关淋巴组织主要指分布于肠道的肠上皮细胞、肠系膜淋巴结、派氏结、分散的淋巴滤泡及大量散布的淋巴细胞。肠上皮细胞和派氏结是免疫应答的诱导和活化部位，大量散布的淋巴细胞则是肠黏膜免疫的效应部位。

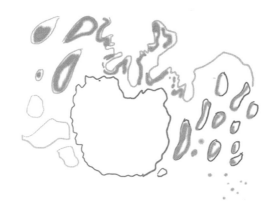

派氏结（Peyer's patch, PP）

派氏结调节并启动黏膜的 IgA 免疫，参与排斥反应，增加细胞毒性 T 细胞的数量。

M 细胞【微皱褶细胞】
自肠腔内快速摄取抗原物质或大分子，并将其迅速转运至其下的淋巴滤泡内的抗原提呈细胞，从而诱发免疫反应

肠上皮内淋巴细胞【IEL】
免疫效应细胞，主要功能是细胞杀伤作用

分泌 IgA【主效因子】
免疫屏障的第一道防线，防御病菌在肠道黏膜黏附和定植

固有层淋巴细胞【LPL】
富含 T 细胞、B 细胞，分泌细胞因子，中和外来抗原

肠巨噬细胞
抗原呈递，吞噬灭菌

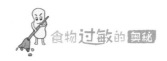

免疫屏障能抑制肠道有害细菌黏附，阻止细菌在肠黏膜表面定植，中和肠道毒素，抑制抗原吸收。

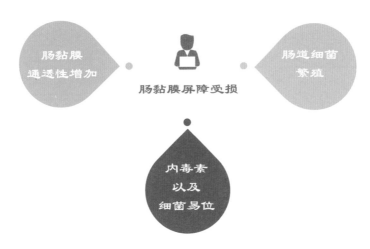

肠黏膜屏障受损或衰竭时，寄生于肠道内的微生物及毒素越过肠黏膜屏障，大量侵入黏膜组织和肠壁、肠系膜淋巴结、门静脉以及其他远隔脏器或系统。

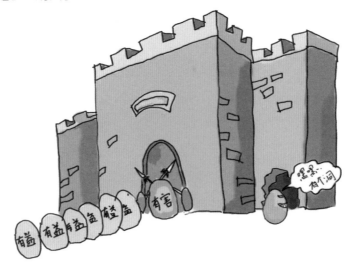

第③节 神秘的肠道微生物

在人身体健康的情况下，微生物跟人体是互相依靠的一种关系。肠道是一个大基地，在肠道中有 10 万亿个细菌，如双歧杆菌、乳酸杆菌等，把这些细菌一个个连起来可以绕地球两圈半。数量如此庞大的肠道菌群已经是我们人体不可缺少的一部分，甚至被称为人体的又一"器官"。

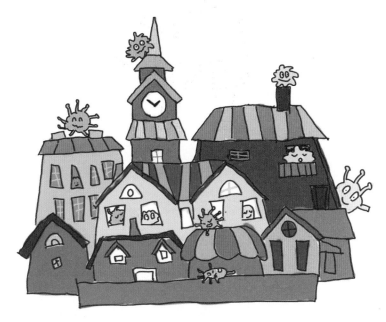

肠道菌群

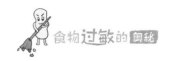

正如前文介绍的生物屏障能调节并维持肠道微生态平衡，正常菌群则能制激宿主产生免疫及清除功能。而我们的肠道中除了有益的正常菌群，还存在一些条件性有害菌群。那么，肠道菌群的构成与功能究竟如何呢？

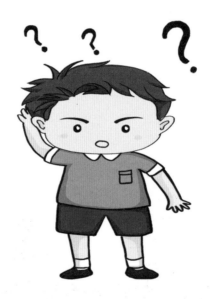

1. 主要优势菌群：指肠道菌群中数量大或种群密集度大的细菌。优势菌群是对宿主发挥主要生理功能的菌群，在很大程度上影响着整个菌群的功能，决定着菌群对宿主的生理病理意义，占肠道菌群的99%以上，为专性厌氧菌，如双歧杆菌。

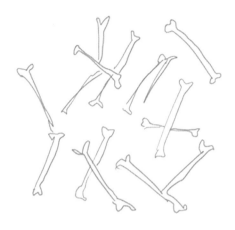

双歧杆菌

2. 条件性有害菌群：主要为需氧菌或兼性厌氧菌，如大肠杆菌和链球菌等。条件致病菌流动性大，有潜在致病性，当体内稳态被破坏时变为有害菌。

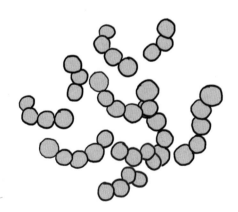

链球菌

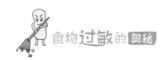

3. 致病菌：大多为临时居住，或者说是路过的细菌，如金黄色葡萄球菌。只有肠道菌群失常的时候，致病菌才会产生危害。

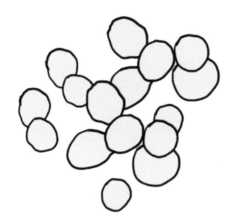

金黄色葡萄球菌

主要菌群能合成人体生长发育必需的多种维生素，如 B 族维生素（维生素 B_1、B_2、B_6、B_{12}）、维生素 K、烟酸、泛酸等；还能利用蛋白质残渣合成必需氨基酸，如天冬门氨酸、苯丙氨酸、缬氨酸和苏氨酸等，并参与糖类和蛋白质的代谢；同时，还能促进铁、镁、锌等矿物质的吸收。

　　肠黏膜生物屏障是人体调控过敏反应的重要一环，它实质是由肠道常驻菌群组成的一个相互依赖又相互作用的微生态系统。大量文献已经说明：正常情况下，肠内致病因子与肠黏膜屏障达到了"攻防"的平衡；病理状态下，由于致病菌大量繁殖，加上炎性细胞因子的作用，肠黏膜屏障受到损伤，导致肠道细菌和内毒素易位，引发内源性感染和（或）肠道炎症性疾病。肠黏膜生物屏障除其本身对致病菌的拮抗作用外，还可通过与肠黏膜机械屏障、免疫屏障的协同作用抵御有害微生物的入侵，调节肠道免疫功能。

　　研究发现，一些肠道菌群还能调控过敏反应的发生与发展过程。那么与过敏相关的神秘的肠道微生物究竟有哪些呢？

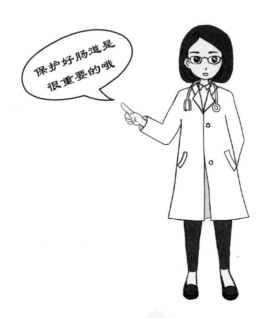

保护好肠道是很重要的哦

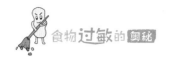
厌氧芽孢杆菌

厌氧芽孢杆菌是普遍存在于人类和啮齿动物体内的细菌，可以降低机体对花生的敏感性，能够使小鼠摆脱食物过敏的困扰。芝加哥大学的免疫学家凯瑟琳·纳格勒多年来一直在研究免疫系统、肠道微生物及过敏反应之间的关系。其研究团队曾在《美国科学院院报》（PNAS）上报道，在小鼠生命早期使用抗生素会大大提高其对花生的敏感性，这可以作为人类花生过敏的参照模型。然后，他们将一种普遍存在于哺乳动物肠道中的细菌——厌氧芽孢杆菌，制成溶液灌入小鼠胃部，之后小鼠对食物过敏原的敏感性就消失了。团队首席科学家纳格勒认为，正因为厌氧芽孢杆菌维护了肠道免疫屏障的完整性，才使得机体降低了对过敏原的过敏反应。

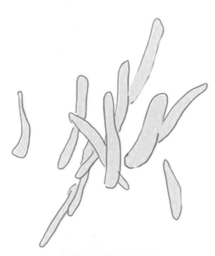

厌氧芽孢杆菌

双歧杆菌

　　双歧杆菌是 1899 年由法国学者蒂西耶从母乳喂养的健康婴儿粪便中分离出的一种厌氧的革兰阳性杆菌，末端常常分叉。双歧杆菌特别能够为婴幼儿的肠道健康提供独特的保护作用，有效地降低婴幼儿肠道感染的发病率。经过研究实验，已确认双歧杆菌也是一类能够缓解或抑制肠道食物过敏反应的菌群。

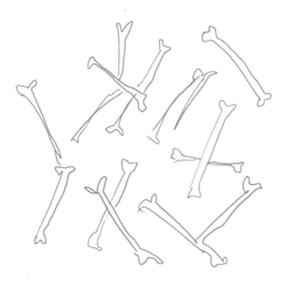

双歧杆菌

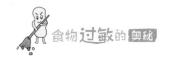

乳酸杆菌

　　乳酸杆菌是指能使糖类发酵产生乳酸的细菌，是一群生活在机体内益于宿主健康的微生物，它维护人体健康和调节免疫功能的作用已被广泛认可。乳酸杆菌分布广泛，动物和人类从口腔到直肠始终都有该菌存在。乳酸杆菌已知的生理功能有很多，包括阻止病原菌对肠道的入侵和定植、抗感染、维持肠道的微生态平衡、合成氨基酸和维生素、延缓衰老、预防和抑制肿瘤的发生等。当然，研究也表明乳酸杆菌能够平衡肠道微生态从而缓解或抑制食物过敏。

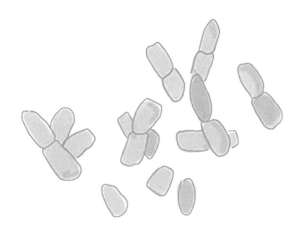

乳酸杆菌

大肠杆菌

　　大肠杆菌又被称作大肠埃希氏菌，是埃舍里希在 1885 年发现的。大肠杆菌是寄生在人体大肠和小·肠里对人体无害的一种单细胞生物，结构简单、繁殖迅速、培养容易。但是在机体免疫力降低、肠道长期缺乏刺激（如身体缺乏锻炼、不常吃富含纤维素且有润肠功能的蔬菜水果等食物）等特殊情况下，这些平日里的"良民"才会"兴风作浪"，引起感染。

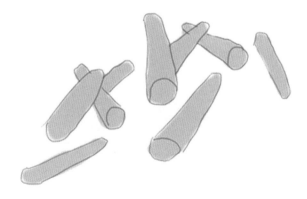

大肠杆菌

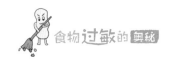

有关研究表明，对牛奶过敏的儿童较健康儿童肠道内乳酸杆菌比例低，而大肠杆菌、链球菌比例高。若没有给过敏儿童补充抗过敏益生菌，他们和健康儿童间这种肠道微生态环境差异可持续2年以上。更多研究发现，食物过敏婴儿肠道的双歧杆菌和乳酸杆菌较健康婴儿明显减少，而大肠杆菌数量却明显增多，即B/E比值下降。这为双歧杆菌、乳酸杆菌等益生菌制剂调节婴儿肠道免疫，预防和治疗食物过敏提供了有效证据。

注：B/E比值是指双歧杆菌与大肠杆菌比值，可反映肠道抵抗病原侵袭能力。

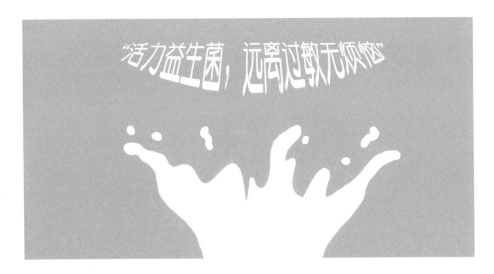

有研究报道益生菌对过敏性疾病的防治有积极意义。那么，抗过敏益生菌是如何抑制过敏反应的呢？请详见第四章第3节细解。

第4节 多面的关键细胞因子

在食物过敏机制中，除了神秘的微生物在奋力拼搏，那些多面的关键细胞因子也在发挥着重要作用。

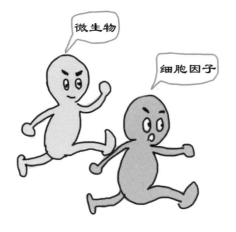

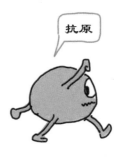

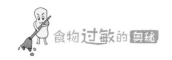

什么是细胞因子？细胞因子有哪些呢？

细胞因子（cytokine）是免疫原、丝裂原或其他刺激剂诱导多种细胞产生的低相对分子质量可溶性蛋白质，具有调节先天性免疫和适应性免疫、促进细胞生长、损伤组织修复等多种功能。细胞因子可被分为白细胞介素、干扰素、肿瘤坏死因子超家族、集落刺激因子、趋化因子、生长因子等。

下面，简要介绍一下与食物过敏相关的部分细胞因子。

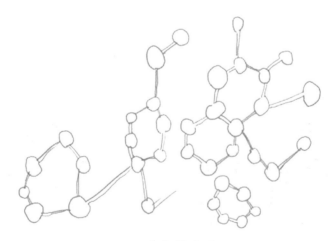

白细胞介素

白细胞介素

白细胞介素，简称白介素（IL），1979 年开始命名。由淋巴细胞、单核细胞或非单核细胞产生的细胞因子，在细胞间相互作用、传递信息、免疫调节、激活与调节免疫细胞，介导 T 细胞、B 细胞活化、增殖与分化以及炎症过程中起重要调节作用。白介素可分为促炎性细胞因子和抗炎性细胞因子，共同作用在炎症发生部位，促炎性因子诱导炎症反应发生，抗炎性因子抑制炎性因子表达，相互调节处于平衡，保护炎症发生部位。

目前，至少发现了 38 种白细胞介素，分别命名为 IL-1—IL-38。它们功能复杂。

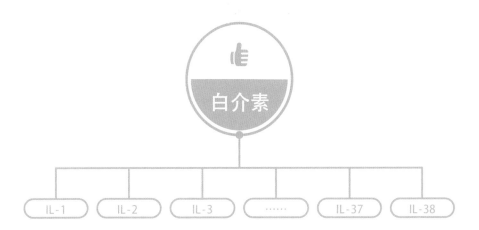

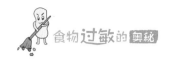

建立小鼠食物过敏模型，采用 ELISA 法检测外周血中细胞因子（IL-4、IL-6、IL-5、IL-10、IL-12、IL-13）的变化。结果表明：与空白对照组比较，食物过敏小鼠的 IL-4、IL-5、IL-13 水平均有显著性增高。

注：ELISA，酶联免疫吸附测定，指将可溶性的抗原或抗体吸附到聚苯乙烯等固相载体上，利用抗原抗体结合专一性进行免疫反应的定性和定量检测方法。

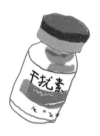

干扰素

干扰素

干扰素（IFN）是一类糖蛋白，是 1957 年发现的细胞因子。最初发现某一种被病毒感染的细胞能产生一种物质，这种物质可干扰另一种病毒的感染和复制，因此而得名。根据干扰素产生的来源和结构不同，可分为 IFN-α、IFN-β 和 IFN-γ，它们分别由白细胞、成纤维细胞和活化 T 细胞所产生。各种不同的 IFN 生物学活性基本相同，具有抗病毒、抗肿瘤和免疫调节等作用。在食物过敏反应过程中，干扰素辅助细胞免疫，参与超敏反应，可促进炎症的发生。

有研究表明，食物不耐受的湿疹患者对不耐受食物进行抵制，可对体内的食物过敏原 IgG 抗体浓度起到降低的效果，同时减少细胞因子 IL-2、γ- 干扰素的分泌而减轻湿疹患者的症状并缓解食物过敏的反应。

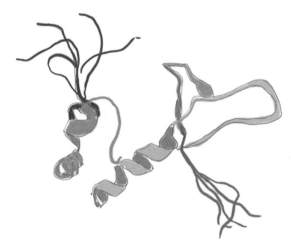

转化生长因子 -β家族

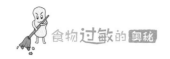
转化生长因子 -β 家族

转化生长因子（TGF）是指两类多肽类生长因子，包括转化生长因子 -α 和转化生长因子 -β。转化生长因子 -β（TGF-β）是一种多功能蛋白质，可以影响多种细胞的生长、分化、细胞凋亡及免疫调节等功能。

IL-10 和 TGF-β 为调节性 T 淋巴细胞分泌的主要细胞因子，在过敏反应中有抗炎和促炎双重作用。发挥哪种作用取决于 IL-10 和 TGF-β 水平、微环境中的抗原类型以及附近免疫细胞的活化状态。高水平 IL-10 可能在过敏性疾病中起到促炎作用。例如，食物过敏的婴幼儿血清 IL-10 和 TGF-β 水平显著高于健康对照组。

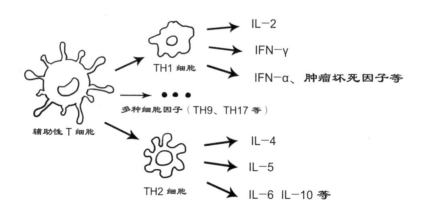

Th 细胞称为辅助性 T 细胞，能分泌多种细胞因子。根据其分泌的细胞因子的不同可分为不同的亚型，如 Th1、Th2、Th9、Th17 等。

Th1 细胞主要分泌 IL-2、IFN-γ、IFN-α、肿瘤坏死因子（TNF-β）等，主要介导细胞毒性和局部炎症有关的免疫应答，辅助抗体生成，参与细胞免疫及迟发型超敏性炎症的发生。Th1 细胞在机体抗胞内病原体感染中发挥重要作用。

Th2 细胞主要分泌 IL-4、IL-5、IL-6 和 IL-10 等，进而刺激 B 细胞增殖并产生免疫球蛋白 IgG1 和免疫球蛋白 IgE 抗体，与机体寄生虫感染和食物过敏有密切关联。

正常情况下，辅助性 T 淋巴细胞亚群 Th1/Th2 细胞处于平衡状态，Th1/Th2 平衡失调并向 Th1 或 Th2 某一状态转化的趋势称为 Th1/Th2 的漂移。在食物过敏发生时，Th1/Th2 细胞平衡向 Th2 细胞偏移，使免疫效应向 Th2 方向进行。

总之，食物过敏引起的免疫反应过程中，体内的各种细胞因子之间并不是孤立存在的，而是有着复杂的相互作用，它们之间通过合成和分泌的相互调节、受体表达的相互调节、生物学效应的相互影响等组成一个复杂的细胞因子互作网络。

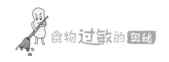
第5节 逐渐揭开的面纱

正常人体内，在各个系统调控下，人体环境处于相对稳定状态。

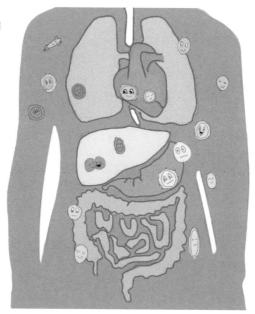

人体王国

食物过敏实际上是人体免疫机制对外界"异物"的一种反应。当有"异物"进入人体时，人体的免疫系统就会做出相应的反应，消灭或抑制入侵者。而食物过敏就是身体对"异物"的强烈抵制反应。

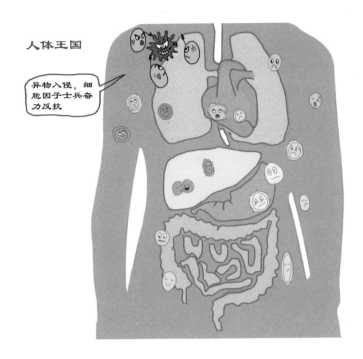

引发过敏的食物组分被称为"过敏原"，罪魁祸首一般是其中部分蛋白质及其特定片段。

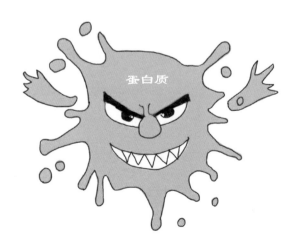

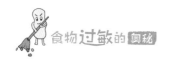
在正常情况下，这些蛋白质会被身体消化和吸收，并"为我所用"。但当它们第一次进入过敏人群的体内时，机体会如临大敌，经过层层动员和一系列连锁反应，最后产生一种被称为IgE的免疫球蛋白（即抗体）。IgE是能够与肥大细胞和嗜碱性粒细胞表面受体结合的。

士兵打败了入侵的异物，但是产生了很多"IgE"物质

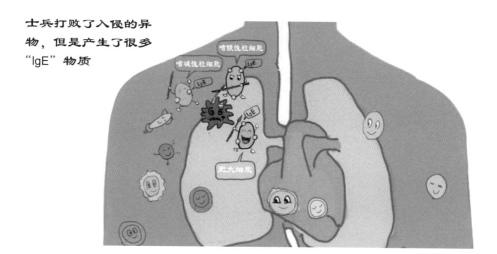

等到下一次那些特定蛋白质或片段再次进入人体时，IgE就会启动相应的"反恐机制"，使肥大细胞等释放化学物质如组胺，进而可以引起过敏症状。这里包含了反应的激发阶段和效应阶段。激发阶段是指特定蛋白质或片段第一次进入机体，使IgE与肥大细胞等表面结合；效应阶段是指特定蛋白质或片段再次入侵时，促发化学物质的释放而引起局部或全身的过敏反应。

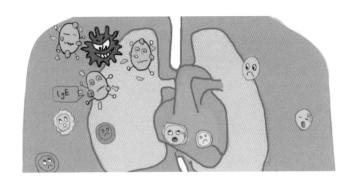

细胞再次出来迎敌，结果受到 IgE 的干扰刺激，纷纷倒下，细胞身上开始释放出一些黏稠的物质

组胺等化学物质会使血管扩张、平滑肌收缩、分泌物增多，进而产生荨麻疹、皮肤红肿、腹痛腹泻、支气管痉挛、哮喘，甚至过敏性休克等症状。

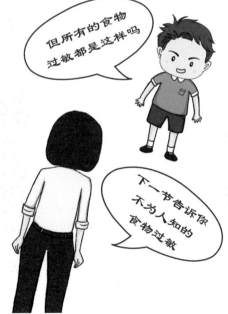

但所有的食物过敏都是这样的吗？下一节告诉你不为人知的食物过敏。

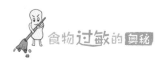

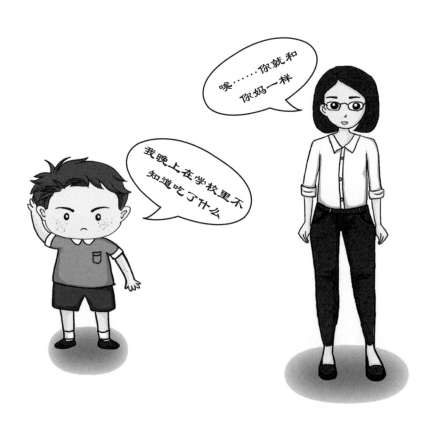

　　非 IgE 介导食物过敏的机理尚未完全明确，但与环境、遗传密不可分。此外，过敏原的摄入以及肠道菌群、肠道免疫屏障功能和地域差异变化等均可导致食物过敏的发生。

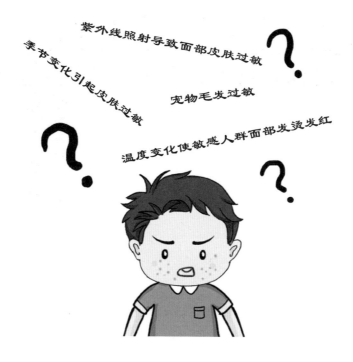

　　目前认为，非 IgE 介导食物过敏主要是在上述因素的共同作用下发生的。人体摄入过敏原后，由于肠道的免疫稳态受到破坏，从而引起免疫细胞的增殖异常，导致炎性细胞因子分泌而引起组织损伤，甚至引起其他器官的损伤。

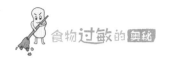

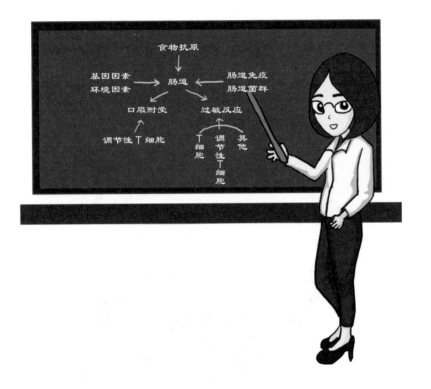

注释：口服耐受，就是口服可溶性蛋白抗原后形成对该抗原无免疫应答，而对其他抗原仍能应答。这不同于免疫缺陷或免疫低下。口服耐受可阻止机体对食物蛋白或自身物质产生免疫反应。

对于非 IgE 介导食物过敏相关免疫机制的研究，目前一般认为也是 T 细胞介导的，但具体机制还需未来大量的研究。由于非 IgE 介导的过敏症状通常迟发且不典型，因此该类型很难判断。另外，非 IgE 介导的食物过敏反应诱发症状所需的食物量较 IgE 介导型的大，因此该类型平时并不多见，只有在环境因素促发下发生率才有所升高。

第三章

食物过敏原大侦探

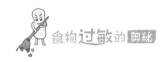

食物**过敏**的**奥秘**

第❶节 探访蛛丝马迹

食物过敏现象

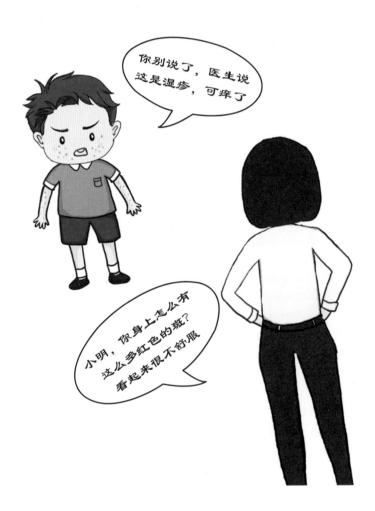

正常情况下，如果有物质进入人体后，它们大多面临两种命运：

（1）如果它们被身体认为是无害物质，则这些物质将与人体和谐相处，最终将被吸收、利用或自然排出。

（2）如这些物质被识别为有害物质，机体的免疫系统则立即做出反应，将其驱除或消灭，这就是免疫应答发挥的保护作用。

但是，如果这种应答超出了正常范围，也就是说免疫系统对无害物质进行攻击时，这种情况称为变态反应。变态反应是一种疾病，因为无端的攻击也会损害正常的身体组织，甚至免疫系统有时会对机体自身的组织进行攻击和破坏，对人体的健康非常不利。食物过敏就是变态反应之一。

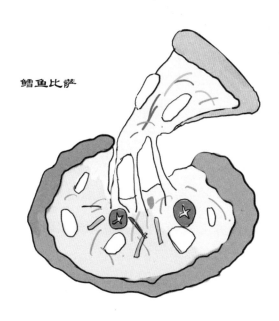

鳕鱼比萨

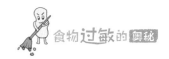

前面章节提过，引起过敏的食物主要有八大类，在同一类食物（如坚果类）中会有较大可能的交叉过敏表现，在不同类食物（如奶与蛋）中也会存在一定的交叉过敏。

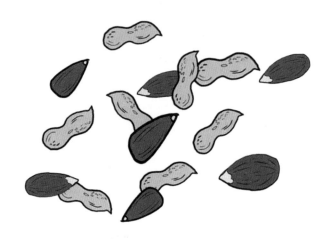

公众食物过敏状况

食物过敏现在已经成为一个新兴的公众健康问题，特别是在对食品安全问题十分重视的发达国家。据调查显示，全世界范围内有1%—2%的成年人对食物过敏，而小于3岁的儿童有8%以上对食物过敏。对儿童的调查显示，0—3岁的食物过敏婴幼儿中有62%是因为牛奶致敏，4—9岁的食物过敏儿童中有59%因为水产品、花生过敏。

令人不可思议的是，10 岁以上的青少年及成年人，谷类中的小麦诱发过敏性休克的情况跃升首位，且随着年龄增长占比不断提高。在过去的几十年中，食物过敏的发病率和流行情况正在逐渐地增加，临床变态反应学和食品工业的压力越来越大；加之商品贸易的全球化以及食品加工业的快速发展，食物过敏性蛋白质或配料广泛添加于各类食品中，客观上扩大了含有过敏成分的食物品种，致使食物过敏发病率呈持续上升趋势，症状也趋于复杂化和严重化。

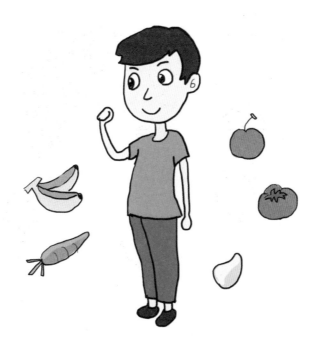

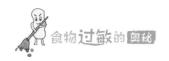

婴幼儿的过敏

随着生活水平的不断提高，婴幼儿摄入的食物种类不断增多，因此被摄入的致敏性食物也不断增多。婴幼儿的食物过敏发病率呈上升趋势，影响了患儿的生长发育和生活质量，引起了广泛关注。

婴幼儿早期肠道黏膜屏障发育不全，肠道菌群比例不成熟及局部免疫功能不完善。如果饮食不适当或过早使用抗生素，则会导致肠黏膜损害或菌群失常，进而产生食物过敏症状及湿疹表现。

过敏蛋白
病毒和细菌们

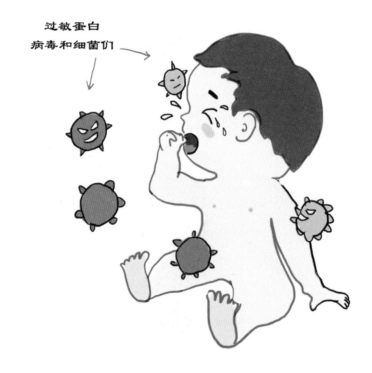

成年人的过敏

　　成年人接触的食物种类比婴幼儿多，日益丰富的山珍海味、各种各样的鲜果时蔬……这些都有可能成为过敏原。环境的变化导致内分泌和激素水平发生变化，以至于免疫系统的应激反应也随之变化，可能一个人在婴幼儿时期不会发生的过敏反应到了成人时期就会出现。而且成人发生严重过敏反应的概率比婴幼儿高得多，68% 的严重过敏反应发生在 18—50 岁的成年人。

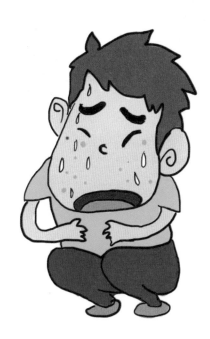

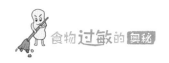

食物过敏原的威力

虽然食物过敏原为相对分子质量介于 1 万—7 万的蛋白质或糖蛋白，但微量的过敏原即可引起严重的过敏反应。

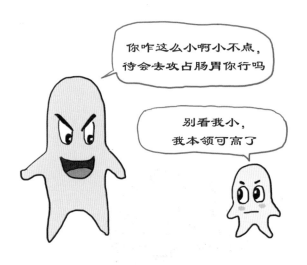

过敏原蛋白大小虽有不同，对人体的危害作用都很大

因此，对食物过敏原的检测分析及准确标签就是一个极其重要的问题。随着科技的飞速进步，食物过敏原检测和分析技术体系正在形成，越来越多的过敏原检测方法与食物过敏的诊断方法正在涌现出来。

第2节　食物过敏的诊断

如何判断是食物过敏

　　小明皮肤出现了很多红色的斑点和疹。他并不知道这是食物引起的过敏，所以前往医院寻求医生进行诊断。通过检查和问诊得知，这是食物过敏引发的湿疹，而且他的过敏原是坚果类蛋白。小明想知道：医院是如何找出引起自己过敏的根源的呢？

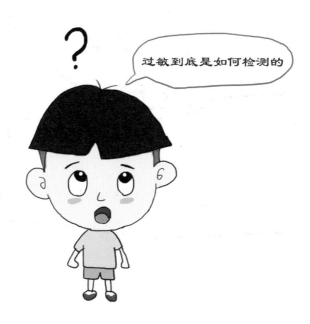

过敏到底是如何检测的

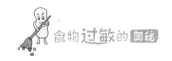

方法一：皮肤点刺检验

1.优点：皮肤点刺检验的优点有很多，主要是安全性和可操作性、方便性。患者在接受皮肤点刺检验时疼痛感比较小，就如被蚊叮咬一样，而且该诊断方法会让患者及医生都可以很快知道检验结果。作为一种方便、经济、安全、有效的过敏原诊断方法，皮肤点刺检验已广泛适用于各国临床，中国的医院也大都采用该方法。

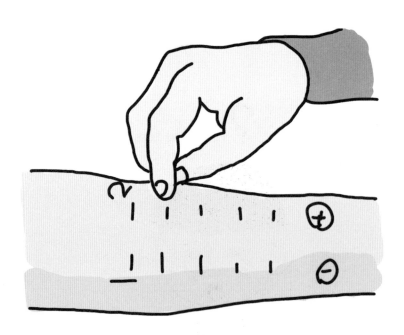

皮肤点刺检验

2. 判断依据：在皮肤点刺检验中，先获取一些高度纯化后的可溶性过敏原。将这种液体滴加在患者的手臂上，再用点刺针轻轻刺入皮肤表层，使过敏原液体进入皮肤内。

如果患者对过敏原有反应，也就是患者对该过敏原过敏，则会于15—30分钟内在点刺部位出现类似蚊虫叮咬的红肿块，而且患者会感觉到这片皮肤痒。检验时，会点刺十几到几十种不同的过敏原，这样就能判断患者对哪种过敏原有过敏反应了。

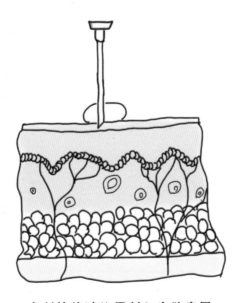

点刺针将过敏原刺入皮肤表层

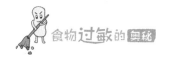
出于卫生以及安全性考虑，皮肤点刺检验都是采用一次性点刺针。目前，医院基本都是采用标准化过敏原点刺液。另外，过敏原点刺液不仅包括一些主要食物过敏原，还包括外界环境中的常见过敏原，如尘螨、花粉、真菌、动物皮毛、棉花絮等。

操作步骤如下：

（1）选择前臂手掌心的那一侧皮肤进行点刺。

（2）用记号笔在左臂中部标记所用点刺液名称，两种点刺液间的距离不小于5厘米。因为如果反应后有变化，那么距离过近可能会使两边反应混淆，观察就不准确。

（3）消毒皮肤，自下而上滴各种点刺液1小滴（比针尖大一些就可以）。

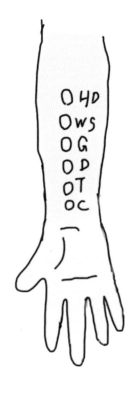

（4）用一次性消毒点刺针垂直点在每1滴点刺液中，轻压刺破皮肤（不要见血，只是稍稍穿透皮肤，让液体可以进入皮肤就好）。刺破后1秒左右将针头拔出来，5分钟左右将全部液滴擦去，30分钟后观察并记录皮肤反应。

方法二：血清 IgE 测定

正常情况下血清 IgE 仅在纳克 / 毫升水平，必须用敏感性较高的放射免疫测定法及酶联免疫测定法进行检测。前面章节中已提到，机体在首次接触过敏原后，就会产生 IgE 抗体，然后这种抗体就会与肥大细胞和嗜碱性粒细胞表面结合，使机体处在致敏状态。再次接触过敏原的时候，过敏原就会与已经结合于细胞表面的 IgE 抗体结合，让细胞释放出组胺之类的活性物质，出现过敏反应。因此，IgE 在过敏反应中起到关键的作用。

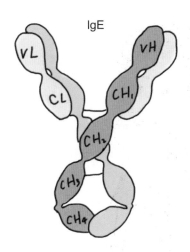

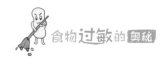
1. 判断依据：IgE 是血清浓度最低的免疫球蛋白，只有血清中 IgG 浓度的万分之一，所以当 IgE 升高的时候，很有可能就是有过敏反应发生。

2. IgE 检测方法：放射免疫吸附试验是将抗 IgE 吸附到固相载体上用以检测血清 IgE 的方法，故又称固相放射免疫测定。酶联免疫测定法也是常用的一种检测方法，操作方便，利用抗原—抗体结合反应的原理，在临床上应用普遍。

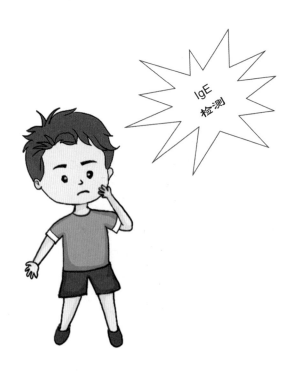

3. 判断标准：成人血清 IgE 水平在 20—200 单位 / 毫升，一般认为大于 333 单位 / 毫升（800 纳克 / 毫升）时为异常升高。IgE 升高相关的常见疾病就是过敏性疾病。

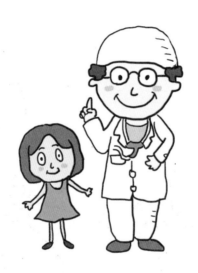

4. 缺点：IgE 检测只是一个筛查试验。它提示的只是食物过敏的可能性，而不是确诊的依据。这是因为 IgE 检测存在一定的假阳性和假阴性。例如有人可能被检测出 IgE 升高，但实际进食相应的食物后并没有症状出现。这种情况下，他有可能只是处在免疫高水平的状

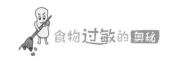

态，而不是真的过敏，因此不能直接诊断，需要进一步分析确认。同样地，临床表现高度怀疑过敏，但是 IgE 检测是阴性，这就有可能存在假阴性，也需要进一步确认。一般来说，特异性 IgE 的水平越高，存在食物过敏的可能性就越大，但是最终的判断仍然需要结合临床表现，只有临床表现与 IgE 检查的结果都支持过敏反应的存在，才能诊断食物过敏。

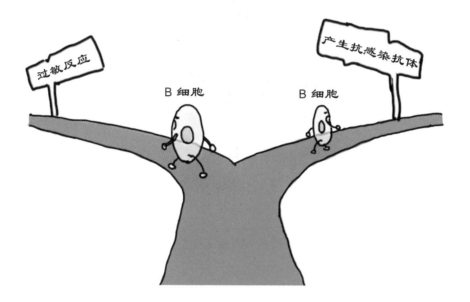

5. 对两种方法的总结：食物过敏检测只是一种筛查试验，不能仅凭此项检查就确诊对某种食物过敏，它的检测结果需要结合临床分析来进行诊断。临床上，详细的病史在食物过敏的诊断中意义重大。

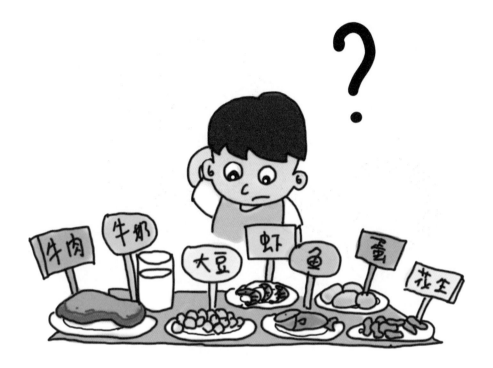

小孩子适合过敏原检测吗

　　现在医院基本都是用上述两种方法对患者进行过敏原检测。但这些检测方法在新生儿或较小的婴幼儿身上能用吗？

　　一天，小明隔壁的邻居王阿姨来到小明家玩，和小明妈妈聊天的时候提到了她家孩子的情况，满面愁容。原来，王阿姨家刚出生的宝宝最近长了和小明同样的湿疹，但去医院查过敏原却查不出来什么东西，王阿姨很苦恼。

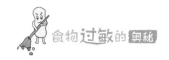

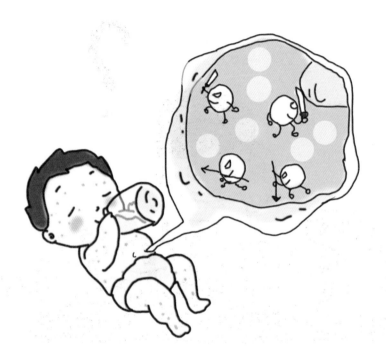

其实，现有的过敏原检测方法在孩子身上并不适用。

医院的 IgE 血液检测是直接测定的，但它有一个局限性：IgE 在体内达到一定浓度时，才能被检测出来。一般来说，过敏反应发生在血液 IgE 含量升高之前，所以当婴幼儿发生这种过敏反应，症状持续时间很短（一般来说短于 6 个月），医院是无法检测出 IgE 含量明显升高的。因此，现有方法并不一定适合婴幼儿。另外，婴幼儿的过敏状态还受本身免疫屏障、肠道菌群等发育不完善的影响，因此过敏原的刺激只是一方面。

那么，对于婴幼儿来说如何避免食物过敏的发生呢？

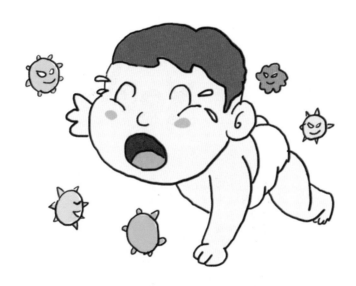

过敏性食物的"回避与激发试验"是一种可选方法。

回避过敏性食物是避免食物过敏发生的最有效方式。但也可以试用"回避与激发试验"来消除对食物的过敏。该方法是家长易于掌握、简单有效的方法，但前提是必须明确知道幼儿的过敏食物种类。

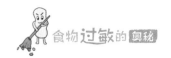

如果家长能明确知道幼儿的过敏原，首先要做的就是回避它，然后再逐步小量引入，渐渐地就能产生免疫耐受。但该方法也有潜在的风险，在引入时必须是非常小的量，而且要把握时间点，起初可以每次隔2—3天，其后把间隔时间略拉长且逐步增加食物的量。

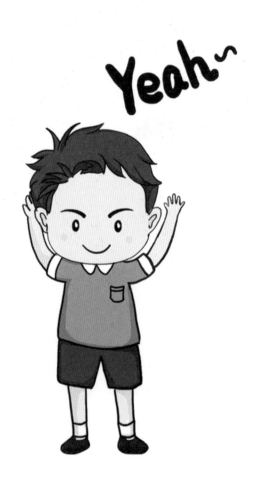

第3节 过敏原常用检测方法

酶联免疫吸附测定

前面章节提到过敏原是蛋白质成分，针对不同过敏蛋白，过敏人群体内会产生特异性 IgE 抗体；此外，也可以人工制备过敏蛋白相应的抗体。因此，可以利用抗原—抗体结合的原理来设计过敏原的检测方法。

目前常用的是酶联免疫吸附测定。这是利用过敏原（抗原）与酶标记过的特异性抗体结合，引发比色反应的原理来进行测定的。同时，抗原—抗体复合物的浓度可以通过系列浓度的过敏原标准品建立的标准曲线计算。

基于 ELISA 原理的方法众多，主要有双抗体夹心 ELISA 法、间接 ELISA 法、捕获 ELISA 法和竞争 ELISA 法，其中，双抗体夹心 ELISA 法和竞争 ELISA 法应用最为广泛。

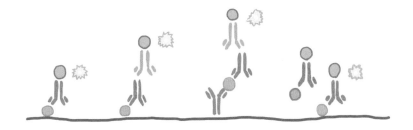

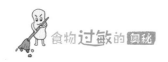

双抗体夹心 ELISA 法

双抗体夹心 ELISA 法是一种最常用的免疫分析技术，已经在临床检验、食品安全、毒品检测等领域广泛使用。双抗体夹心 ELISA 主要用于检测大分子抗原，因此也适用于过敏蛋白的检测。

应用双抗体夹心 ELISA 法时，基于待测抗原的种类不同，有不同的操作方法。

以下简要说明双抗体夹心 ELISA 法测抗原的步骤。

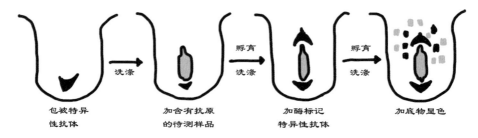

双抗体夹心 ELISA 法

（1）将含有已知抗体的血清吸附在微量滴定板上的小孔里。

（2）加待测抗原，如两者是特异的，则发生结合，然后把多余抗体洗除。

（3）加入与待测抗原特异结合的酶联抗体，形成"夹心"。

（4）加入酶的底物。底物通过酶的催化作用形成有色产物。若看到有色的酶解产物产生，说明在孔壁上存在相应的抗原。

特别说明，在这种测定方法中有 3 种必要的试剂：①固相的抗原或抗体；②酶标记的抗原或抗体；③酶作用的底物。

竞争 ELISA 法

竞争 ELISA 法可用于测定抗原，也可用于测定抗体。以测定抗原为例，受检抗原和酶标抗原竞争与固相抗体结合，因此结合于固相的酶标抗原量与受检抗原量是相对应的（即前者多后者就少，反之也成立）。

以下简要说明竞争 ELISA 法测抗原的步骤。

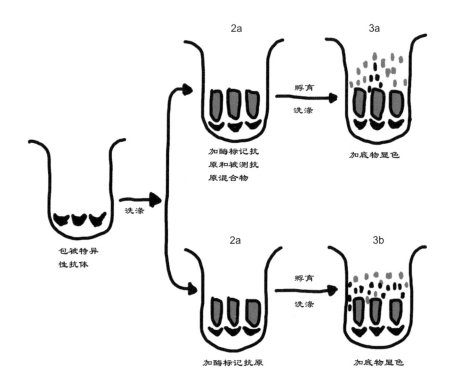

竞争 ELISA 法

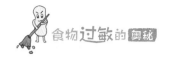
（1）将特异抗体与固相载体连接，形成固相抗体。

（2）待测管中加待测样品以及一定量的酶标抗原混合溶液，使之与固相抗体反应。

如受检标本中无抗原，则酶标抗原能顺利地与固相抗体结合。如受检标本中含有抗原，则与酶标抗原以同样的机会与固相抗体结合，竞争性地占去了酶标抗原与固相载体结合的机会，使酶标抗原与固相载体的结合量减少。

（3）加底物显色：参考管中由于结合的酶标抗原最多，故颜色最深。参考管颜色深度与待测管颜色深度之差，代表受检标本抗原的量。待测管颜色越淡，表示标本中抗原含量越多。

特别说明：该实验应该有对照（参考实验组）。参考实验组中只加酶标抗原，保温后酶标抗原与固相抗体的结合可达最充分的量。

竞争法的优点：当抗原材料中的干扰物质不易除去，或不易得到足够的纯化抗原时，可用此法检测特异性抗体。其原理为样品中的抗体和一定量的酶标抗体竞争与固相抗原结合。样品中抗体量越多，结合在固相上的酶标抗体越少，因此阳性反应呈色浅于阴性反应。

间接 ELISA 法

间接 ELISA 法的原理为利用酶标记的抗体以检测已与固相结合的受检抗体，故称为间接 ELISA 法。间接 ELISA 法是检测抗体最常用的方法。

以下简要说明间接 ELISA 法测抗体的步骤。

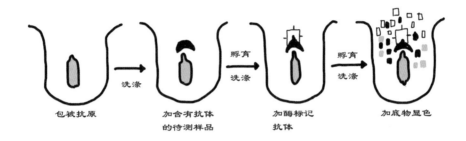

洗涤　　　　孵育　　　　孵育
　　　　　　洗涤　　　　洗涤

包被抗原　　加含有抗体　　加酶标记　　加底物显色
　　　　　　的待测样品　　抗体

间接 ELISA 法

（1）将抗原加入包被液中，与固相载体相结合形成固相抗原。

（2）加待检血清使之与固相抗原反应。洗涤后，固相载体上只留下抗原抗体复合物，未结合的抗原和抗体以及血清中的杂质在洗涤过程中被洗去。

（3）加酶标抗体，与固相复合物结合，从而使该抗原抗体复合物间接地标记上酶。

（4）加底物显色。在酶的催化作用下渐渐显色，由于酶标抗体是与复合物结合，故酶量就与待测血清中的特异性抗体量成正比。观察特异性抗体的量就是观察颜色的深浅。

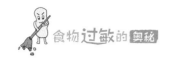

特别说明：与前面两种方法不同，间接 ELISA 法包被的是抗体，抗原的量已知而求被检抗体的量。

间接 ELISA 法的缺点：间接 ELISA 法成功的关键在于抗原的纯度。虽然有时用粗提抗原包被也能取得实际有效的结果，但应尽可能予以纯化，以提高试验的特异性和准确性。间接 ELISA 法中另一种干扰因素为正常血清中所含的高浓度的非特异性抗体。

ELISA 方法总结

ELISA 方法的优点：酶联免疫吸附测定自从出现以来，由于快速、敏感、简便、易于标准化等优点，得到迅速的发展和广泛应用。

ELISA 方法的缺点：ELISA 方法检测中，同源性高的不同过敏原容易发生交叉反应，而且特异性和灵敏性主要依赖于抗体对过敏原的特异性识别，有时会导致假阳性或假阴性结果出现。这些缺点限制了 ELISA 在过敏原精准检测领域的应用。

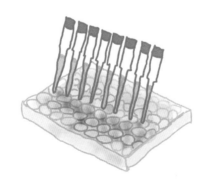

第❹节 检测食物中过敏原的新技术

　　酶联免疫吸附测定由于结果精准性不够，在食物过敏原检测应用过程中存在很多缺陷。随着科技的发展、食物原料的复杂性增加以及食品工业化的普遍，科研工作者及相关领域技术人员针对食品复杂体系发展了一系列的过敏原新型检测技术，如毛细管电泳技术、聚合酶链式反应技术、质谱技术等。

毛细管电泳技术

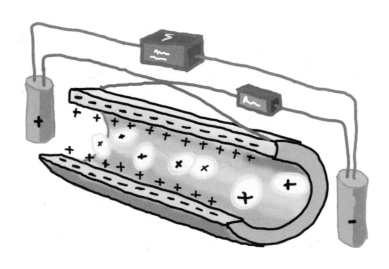

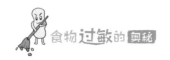
毛细管电泳（CE）技术由于分离模式多、分离效率高、分析速度快、试剂和样品用量少、对环境污染小等优点，在分析检测领域广泛应用。该技术的基本原理是，以高压电场为驱动力，以毛细管为分离场所，依据样品在缓冲液内迁移时间的不同实现分离。毛细管电泳常被用于进行蛋白质和多肽的分离和纯度鉴定，但在食品过敏原检测中应用并不广泛，目前已有一定的研究报道。

聚合酶链式技术

聚合酶链式（PCR）技术是测定食品中是否存在特异性过敏原的一种特异性和灵敏度非常好的方法。PCR以少量DNA分子为模板，经过变性—退火—延伸多次循环，接近指数扩增产生大量目标DNA分子，是体外模拟体内DNA复制的一种核酸扩增技术。

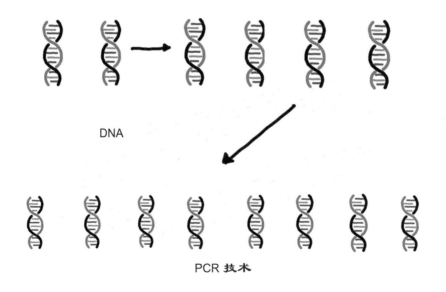

DNA

PCR 技术

与 ELISA 相比，通过优化引物和选择合适的基因靶序列，PCR 方法可以克服交叉反应的影响。同时，PCR 方法可以利用已知过敏原的基因序列对缺乏特异性抗体的过敏原进行检测。虽然 PCR 方法具有特异性强和灵敏度高等优点，但由于不是对过敏原蛋白进行直接检测，检测结果不能直接评价食物的真正致敏性。并且，对食品进行加工处理同样也会影响蛋白和 DNA，使过敏原蛋白和 DNA 分离，导致无法对食物中的过敏原蛋白进行验证。

质谱技术

前面介绍的 ELISA 方法通常属于半定量检测，PCR 技术检测的对象是过敏原 DNA 序列，因此对于食品过敏原的抗原表位研究无法深入。而质谱技术主要针对分子间的非共价键反应，不仅可以定量测定食品致敏成分，而且能对抗原表位进行定位，故可作为前述方法的补充。

最常用的分析方法有两种，分别是自下而上（bottom-up）和自上而下（top-down）。前者是将提纯后的食品过敏原蛋白酶解为多肽，利用液相色谱—质谱联用技术和生物信息检索分析多肽序列和修饰位点；后者则是直接将过敏原蛋白引入质谱后，通过碎片裂解技术和生物信息检索推断多肽序列和修饰位点。

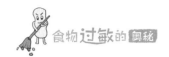

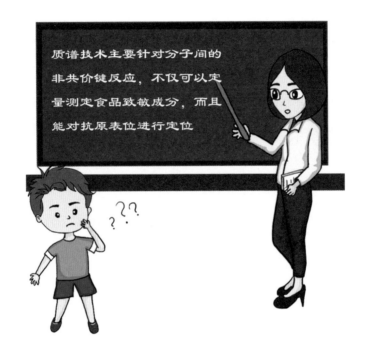

质谱技术主要针对分子间的非共价键反应，不仅可以定量测定食品致敏成分，而且能对抗原表位进行定位

　　尽管质谱分析样品前处理复杂，但样品用量少且分离和鉴定同时进行，因此用于研究过敏蛋白结构及表位具有很强的优势。

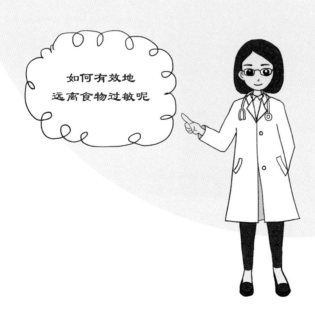

第四章

远离食物过敏之我见

如何有效地
远离食物过敏呢

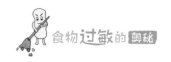
第1节 食物过敏谁的错

　　近几年，食物过敏在日常生活中的发病率呈逐渐上升趋势。食物过敏可以引起严重的不良反应甚至导致死亡，所以正确认识食物过敏才能有效预防、缓解和抑制食物过敏的发生。食物过敏的症状多种多样，并且多发于各种器官，其中主要涉及皮肤、消化系统、呼吸系统。

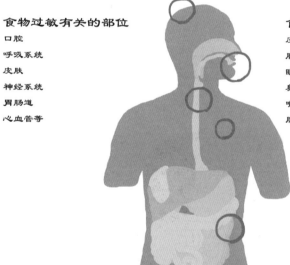

食物过敏有关的部位
口腔
呼吸系统
皮肤
神经系统
胃肠道
心血管等

食物过敏有关症状
皮肤：痒、红疹
肚子：腹痛、腹胀、腹泻、呕吐
眼睛：痒、充血
鼻子：打喷嚏、鼻塞、流鼻涕
嘴巴：肿胀
肺部：咳嗽、哮喘、呼吸困难

　　让我们来看看这些部位都发生了什么改变吧。

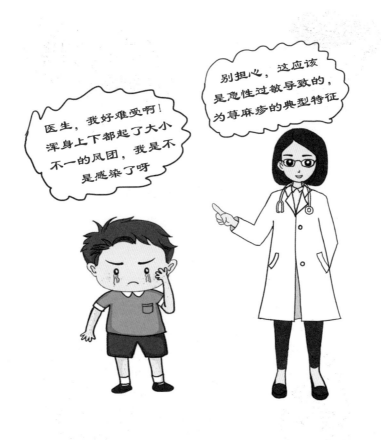

最常见的食物过敏症状表现在皮肤上，特别是急性荨麻疹。急性荨麻疹是由 IgE 介导的 I 型变态反应引起的。其症状为全身皮肤瘙痒，摄入某种食物后数分钟或几小时内出现大小不等的风团，呈鲜红色或苍白色，并于数分钟至十几小时内消退，不留痕迹，一日内能反复发作多次。

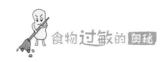

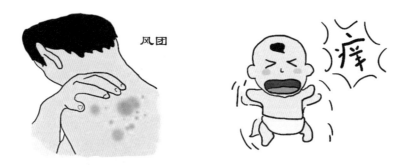

风团

痒

食物过敏在皮肤上最主要的两种表现是荨麻疹和湿疹。湿疹较为迟发（接触过敏原后72小时内发作），通常伴随着剧烈的瘙痒、渗出、红肿、丘疹，反复发作，在燥热环境中会加剧。

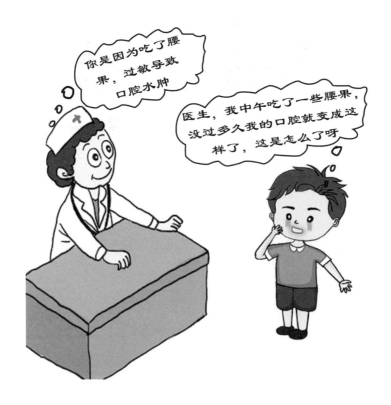

你是因为吃了腰果，过敏导致口腔水肿

医生，我中午吃了一些腰果，没过多久我的口腔就变成这样了，这是怎么了呀

口腔过敏综合征是由 IgE 介导的 I 型变态反应引起的，临床表现为在食用某种食物后数分钟至数十分钟内出现唇、舌、咽喉发痒，充血肿胀。由于该病往往伴有全身性荨麻疹、过敏性鼻炎或哮喘等其他系统的过敏症状，因此称为过敏综合征。

食物过敏与人体消化系统息息相关。很多食物过敏的儿童有胃肠表现，速发型表现包括恶心、呕吐、上腹痛和腹泻，迟发型表现为稀水便、大便带血或持续反复发作的腹泻、呕吐等。

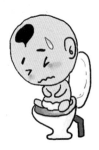

食物过敏在呼吸系统主要表现为过敏性鼻炎和哮喘，典型症状为鼻痒、鼻充血、流鼻涕、打喷嚏、咳嗽、气喘，严重的食物过敏甚至会引起致命的喉头水肿、窒息。

啊……嚏……

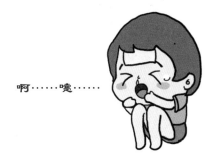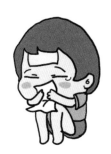

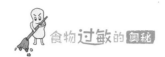
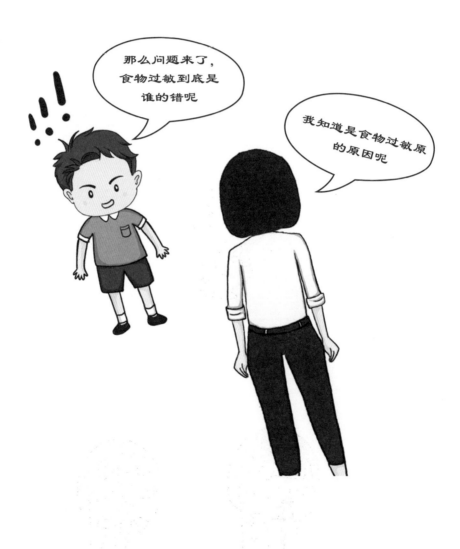

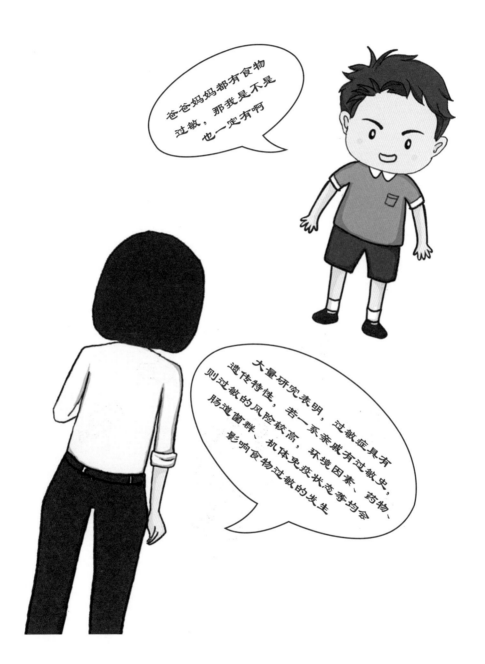

爸爸妈妈都有食物过敏，那我是不是也一定有啊

大量研究表明，过敏症具有遗传特性，若一系亲戚有过敏史，则过敏的风险较高，环境因素、药物、肠道菌群、机体免疫状态等均会影响食物过敏的发生

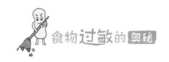

第2节 食品加工消过敏原

不管食物过敏是谁的错，我们的首要任务是解决食物过敏的问题。但目前对真正治疗食物过敏的有效方法还在探索的路上，所以我们更应该在预防食物过敏上提高警惕，找出自己的过敏原，然后离它远远的！

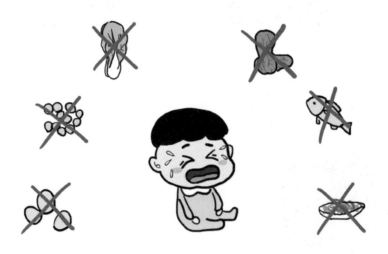

研究表明，90%的食物过敏原是蛋白质，而过敏原表位是过敏反应的物质基础。采用相应的技术去除过敏原表位或使过敏原表位变性失活，食物便不会再让人过敏了。

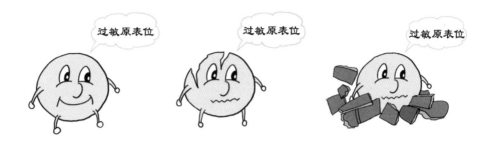

物理方法

1. 热处理：高温会引起过敏原表位空间构象及三维结构的变化，使得其与IgE结合活性降低，从而降低食物的致敏性甚至去除过敏原。

2. 超高压处理：超高压会影响蛋白质分子空间三维结构中的氢键、离子键、疏水键等非共价键，破坏蛋白质三级、四级结构，但对共价键没有影响。食物过敏原经超高压处理后，过敏原蛋白的致敏性、水解能力、疏水性等各种功能结构特性发生改变。

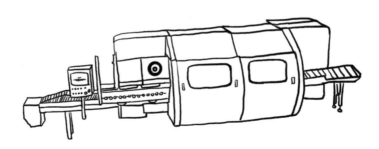

超高压设备

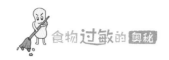

3. 辐照处理：辐照能使部分蛋白质分子发生解聚、交联、裂解，进而空间结构、构象发生改变。蛋白质经此变化后，溶解性变差，稳定性下降，容易发生沉淀和变性，丧失生物活性，从而改变其致敏性。相对于其他方法，辐照在改性、灭酶、杀菌、保存食品的营养成分等方面更具有优势。

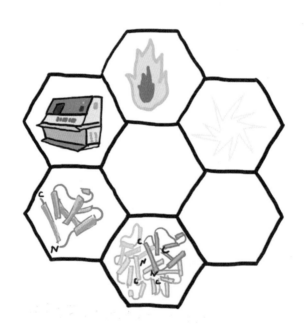

化学方法

化学方法降低食物致敏性主要是通过修饰蛋白质的氨基酸残基来实现，这可能会影响过敏原的表位结构。主要的方法为糖基化。

糖基化是通过美拉德反应对过敏原蛋白进行改性的一种方法。改性即令糖类与蛋白质分子的氨基或羧基用共价键相结合，形成新化合物。糖类能够掩饰或破坏过敏原蛋白分子上的过敏表位，从而改变其致敏性。但这种影响取决于蛋白质和糖种类。

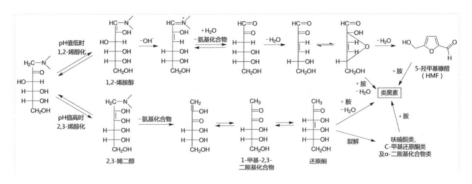

美拉德反应

生物方法

生物方法是利用蛋白酶催化过敏原蛋白发生水解或交联作用，改变它的空间结构，同时改变过敏原的表位结构，进而影响致敏性。

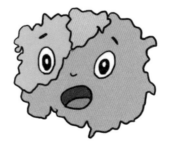

蛋白酶

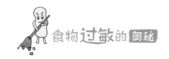
1. 蛋白酶解：是一种常用的蛋白质改性方法。酶水解技术是利用一种或多种蛋白酶对蛋白进行内切及外切作用，将蛋白分子降解成肽类及更小的氨基酸分子，以有效降低蛋白质致敏性，但酶解不能完全消除过敏原。目前，针对婴幼儿对牛奶过敏的问题，市场上已开发了水解蛋白配方奶粉，通过酶解工艺把容易引起过敏的大分子牛奶蛋白分解成短肽或氨基酸，从而降低或消除配方奶粉的致敏性。

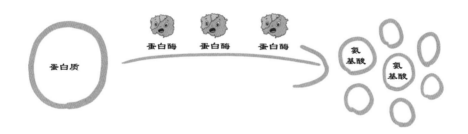

2. 酶促交联技术：是使用酶让蛋白质内部多肽链之间或蛋白质分子之间形成共价键，把蛋白质聚集在一起，将蛋白质分子表面的过敏原表位藏进蛋白质分子内部，从而消除它的致敏性。常见的交联酶有过氧化物酶、转谷氨酰胺酶、多酚氧化酶等。

3. 微生物发酵法：发酵可以改变食品中各组分含量，通过微生物及其分泌的酶系作用，将不溶性高分子物质分解成可溶性低分子化合物。因此，导致人体产生过敏反应的大分子蛋白质必然受到影响。目前常见的发酵食品主要有谷物发酵制品、豆类发酵制品和乳类发酵制品，这些食品经发酵后致敏性下降。

微生物发酵机器

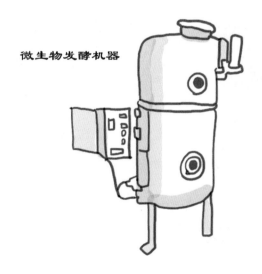

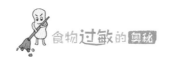
第3节 益生菌与食物过敏

不少人谈"菌"色变，认为什么事扯上细菌就准没好事。殊不知，细菌大家族里除了有害菌外，也有对人体有益的成员，比如人们熟知的益生菌。

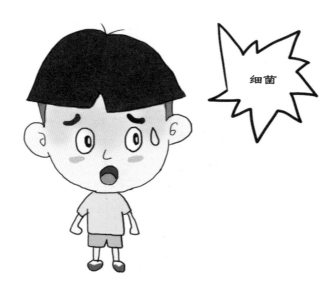

益生菌（Probiotics）源于希腊语"对生命有益的"，是一类对宿主有益的活性微生物，定植于人体肠道、生殖系统内，能产生确切健康功效从而改善宿主微生态平衡、发挥有益作用的活性有益微生物的总称。

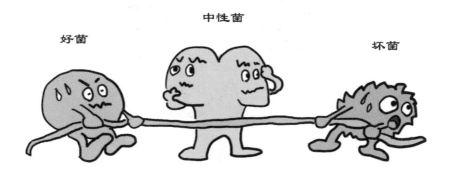

益生菌的分布广泛，种类繁多，目前用于人体的益生菌主要有 3 类，包括双歧杆菌属、乳杆菌属和嗜热链球菌。双歧杆菌属，因其菌体末端分叉而得名，属革兰阳性专性厌氧细菌。双歧杆菌属的细菌是人和动物肠道菌群的重要"成员"之一，现知有 32 种，其中已用作肠道微生态制剂的有 5 种，即长双歧杆菌、婴儿双歧杆菌、青春双歧杆菌、两歧双歧杆菌和短双歧杆菌。乳杆菌属，因其能够代谢产生大量乳酸而又被称为乳酸菌，属革兰阳性细菌。乳酸菌是人体肠道中的重要微生物，与人体的健康息息相关。嗜热链球菌被公认为安全性（GRAS）成分，属耗氧型革兰阳性菌，广泛用于生产一些重要的发酵乳制品，包括酸奶和奶酪。

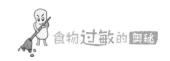
双歧杆菌　　　　乳酸菌

嗜热链球菌

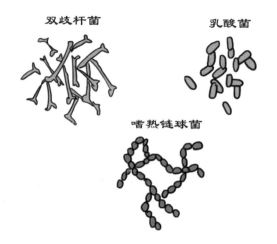

作为"对生命有益的细菌"，益生菌会变成一个个小卫士，保护肠道家园，进而发挥缓解或抑制食物过敏的作用。

益生菌

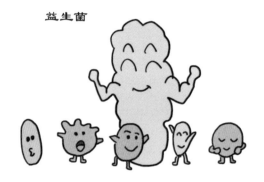

肠道微生态的改善卫士

肠道是人体最大的免疫器官和微生态体系，人体通过胃肠道黏膜与外界相互作用。益生菌可以有序地定植于肠道黏膜，竞争性抑制病原菌生长繁殖，降低肠道 pH 值，产生多种具有生物活性的物质，维护免疫稳态，从而改善肠道微生态。

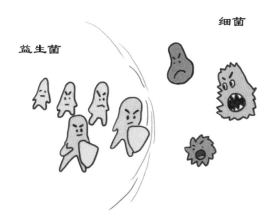

肠道屏障功能的修复卫士

    食物过敏时，黏膜屏障涉及的免疫屏障和非免疫屏障均受到破坏，肠道通透性明显增加，大分子过敏原摄入量增加。益生菌可修复肠道屏障功能，平衡特异性和非特异性的黏膜免疫反应，维护免疫系统的稳态，从而缓解食物过敏。

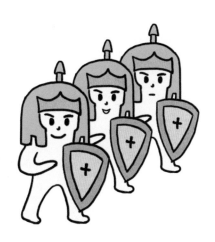

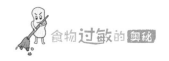

机体免疫应答的平衡卫士

食物过敏主要是以 Th2 型免疫应答为主。有研究表明，降低 Th2 型免疫反应，并与 Th1 型免疫应答趋于动态平衡，可以缓解过敏症状。益生菌可以通过调节机体的免疫应答，平衡细胞和体液免疫应答，使免疫系统处于一个健康和稳定的状态，抑制食物过敏的发生。

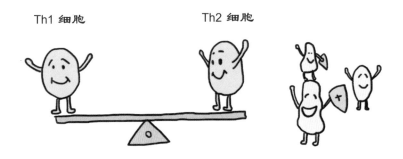

Th1 **细胞**　　　　Th2 **细胞**

肠道炎症反应的调节卫士

发生食物过敏时，吞噬细胞的活动增强，肠道黏膜发生不同程度的炎症反应。益生菌可以调节过敏患者吞噬细菌功能，降低炎性介质释放，减轻肠道炎症。

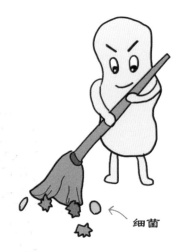

细菌

益生菌制品

人们越来越认识到益生菌的重要性，为了增加体内益生菌的数量，研发生产了各种益生菌制品。我国的益生菌制品市场起步较晚，随着益生菌研究的不断深入，逐渐出现了添加益生菌、膳食纤维及低聚糖类等的功能性食品。在国外市场上，益生菌产品主要为益生菌食品和益生菌膳食补充剂。

益生菌酸奶

益生菌酸奶并不是益生菌发酵牛奶，而是在传统酸奶发酵的基础上，添加了另外两种活性的乳酸菌——嗜酸乳杆菌和双歧杆菌。

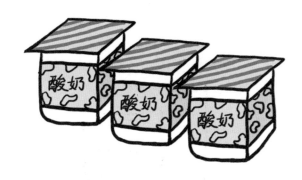

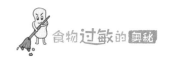

益生菌乳饮料

益生菌乳饮料是采用乳粉、鲜乳和白糖为主要原料，经特定益生菌发酵而成的一种乳饮料。

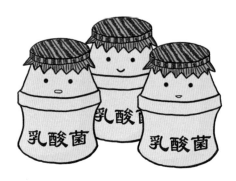

益生菌乳粉

益生菌乳粉主要指添加了益生菌的婴幼儿配方奶粉。益生菌乳粉对婴幼儿的正常菌群建立起到了极大的促进作用，并且可以调节婴幼儿的免疫力。

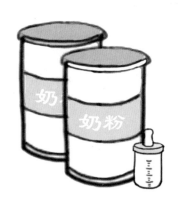

益生菌干酪

除了酸奶，奶酪同样也是益生菌的极佳食物来源。益生菌干酪即通过添加益生菌发酵剂而使奶酪具有益生作用。

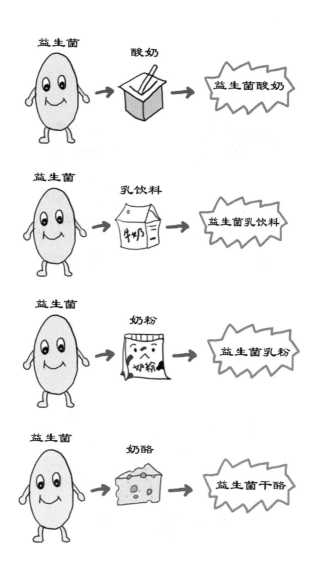

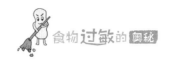
第4节 低敏和脱敏食品

食物过敏真令人头痛。为了能尽量解决食物过敏问题，科学家们努力从"源头"——食物本身出发，寻找解决的办法。

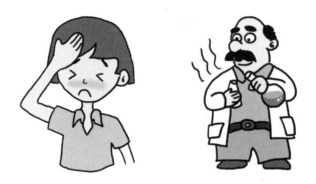

婴幼儿的胃肠道发育极不成熟，消化吸收能力弱，极易发生过敏性肠道炎症，特别是对牛奶蛋白的过敏。

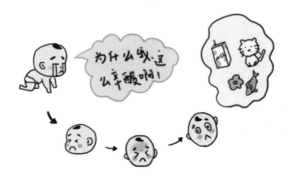

为什么敏这么辛酸啊！

针对这一现象，科学家专门为婴幼儿研发了水解蛋白配方奶粉。根据水解程度的不同，水解蛋白配方奶粉可以分为适度水解配方奶粉、深度水解配方奶粉和氨基酸配方奶粉。

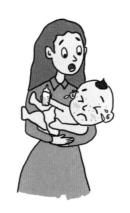

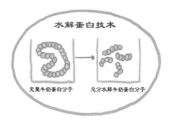

适度水解配方奶粉：主要用于预防蛋白质过敏，推荐给父母双方或一方有过敏史的有高风险的婴幼儿；或者是对牛奶蛋白过敏程度较轻微的婴幼儿。

深度水解配方奶粉：将蛋白质水解成分子较小的肽类，但不影响氨基酸的含量，容易吸收消化。主要针对6个月以下速发性牛奶蛋白或大豆蛋白过敏的婴儿。

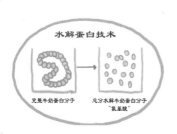

氨基酸配方奶粉：氨基酸配方奶粉治疗牛奶蛋白过敏症。将蛋白质全部分解为氨基酸，婴幼儿的肠胃不用直接接触到过敏蛋白及其表位，从而完全阻断了过敏原，也叫作"营养粉"，即脱敏食物。

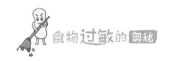

由于食物中过敏蛋白对各种加工处理表现稳定，想要完全消除过敏食物中的过敏因素并且保持食物本身的感官性状，并不是一件容易的事。

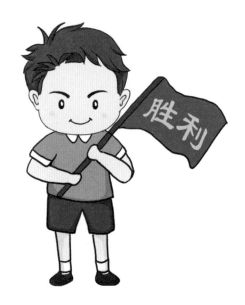

因此，相较脱敏食物，目前更倾向于开发低敏食物。通过超高压处理，水产食品（如鱼糜制品）过敏原会较大程度地降低致敏性，且本身的凝胶特性和感官品质受影响不大。对于大豆、花生等植物性过敏食品，由于地域和气候的差异，可从不同地域的品种中筛选出低敏品种或者过敏原缺失品种，进行低敏品种的培育。有研究发现，日本栽培的大豆品种中有 80% 的种质是 Gly m Bd 28K（大豆主要过敏原）缺失的；在中国大豆品种中也发现大约 44% 的 Gly m Bd 28K 种质缺失。此外，研究发现在韩国 Ara h 2 不是花生的主要过敏原，而在西方国家 Ara h 2 是花生的主要过敏原。因此，可以根据这些过敏原的差异选育低敏品种。另外，对于发酵食品如谷物发酵制品、豆类发酵制品、乳类发酵制品等，经过微生物作用会使这些食品中的过敏蛋白部分降解至氨基酸等小分子，而且发酵食品中含有乳酸菌等有益微生物，它们会分泌活性物质促进机体免疫平衡，进一步减少过敏反应的发生。

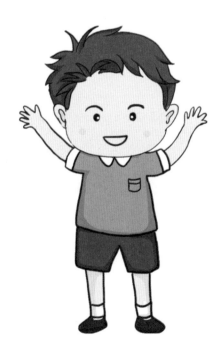

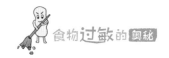

　　世界范围的食物过敏现象使致力于减弱过敏原的研究越来越深入。热处理、高压、酶水解、发酵、糖基化等各种食品加工方法通过改变蛋白质结构或 IgE 结合位点以改变食品致敏性，使得越来越多的低敏和脱敏食品涌现市场。相信在不久的将来，低敏和脱敏食品一定能在市场上普及，让过敏人群可以放心大胆地吃，远离过敏带来的困扰！